Martina Honecker

Mit Yoga durch die Raunächte

12 Flows und Rituale
für eine magische Zeit

riva

Bibliografische Information der Deutschen Nationalbibliothek
Die Deutsche Nationalbibliothek verzeichnet diese Publikation in der Deutschen Nationalbibliografie. Detaillierte bibliografische Daten sind im Internet über https://dnb.de abrufbar.

Für Fragen und Anregungen
info@m-vg.de

Wichtige Hinweise
Dieses Buch ist für Lernzwecke gedacht. Es stellt keinen Ersatz für eine individuelle medizinische Beratung dar und sollte auch nicht als solcher benutzt werden. Wenn Sie medizinischen Rat einholen wollen, konsultieren Sie bitte einen qualifizierten Arzt. Der Verlag und die Autorin haften für keine nachteiligen Auswirkungen, die in einem direkten oder indirekten Zusammenhang mit den Informationen stehen, die in diesem Buch enthalten sind.

Ausschließlich zum Zweck der besseren Lesbarkeit wurde auf eine genderspezifische Schreibweise sowie eine Mehrfachbezeichnung verzichtet. Alle personenbezogenen Bezeichnungen sind somit geschlechtsneutral zu verstehen.

Originalausgabe
3. Auflage 2025

Türkenstraße 89
80799 München
Tel.: 089 651285-0

Redaktion: Gela Brüggemann
Umschlaggestaltung: Manuela Amode
Umschlagabbildung: Depositphotos/artoptimum, vec.stock, vipicreate@gmail.com; AdobeStock/PawLoveArt
Abbildungen im Innenteil: Depositphotos/artoptimum; S. 31: AdobeStock/naddya; S. 38, 40: AdobeStock/Peter Hermes Furian; S. 43: AdobeStock/Grace; S. 46, 47, 48, 50, 52 o., 54, 55, 56, 57 re., 58, 59, 66, 70, 71, 73, 76, 78, 80, 81, 82, 83, 84, 85, 86, 87, 89, 90, 91, 94, 95: Depositphotos.com/tond.ruangwit@gmail.com; S. 49, 51, 52 u., 53, 57 li., 60, 62, 64, 68, 69, 74, 93: Depositphotos.com/lioputrahard@gmail.com; S. 61, 67, 79: Depositphotos.com/vipicreate@gmail.com; S. 72: Depositphotos.com/About-time; S. 92: Depositphotos.com/AksamitS; S. 98, 114, 162: AdobeStock/SpicyTruffel; S. 99: AdobeStock/Vetriya; S. 106: Depositphotos/elaelo; S. 122: AdobeStock/kazy; S. 130: AdobeStock/Iconic Prototype; S. 138: AdobeStock/Abbasy Kautsar; S. 146: AdobeStock/ Michaelika; S. 154: AdobeStock/tentacula; S. 170: AdobeStock/Good Studio; S. 178: AdobeStock/ Denys; S. 186: AdobeStock/ ONYXprj; S. 194: AdobeStock/Deviser; S. 205: AdobeStock/ararat; S. 208: privat
Layout und Satz: feschart print- und webdesign, Michaela Röhler, Leopoldshöhe
Druck: Florjancic Tisk d.o.o., Slowenien
Printed in the EU

ISBN Print 978-3-7423-2757-4
ISBN E-Book (EPUB, Mobi) 978-3-7453-2527-0

Wir produzieren nachhaltig
www.m-vg.de

Weitere Informationen zum Verlag finden Sie unter
www.rivaverlag.de
Beachten Sie auch unsere weiteren Verlage unter www.m-vg.de

Inhalt

Mein Weg durch die Raunächte

Vor einigen Jahren entdeckte ich die Raunächte zufällig und war sofort fasziniert von der Mystik dieser Zeit »zwischen der Zeit«. Ich begann, mich intensiv mit den Bräuchen der einzelnen Nächte zu beschäftigen. Das Eintauchen in diese besondere Zeit half mir, innezuhalten, Klarheit zu gewinnen und neue Kraft zu schöpfen.

Von diesen positiven Erfahrungen inspiriert, stellte ich 2017 einen kleinen Raunachtskalender mit Reflexionsfragen und Ritualen zusammen. Die Resonanz war überwältigend und bestärkte mich darin, diese Praxis weiter zu verbreiten.

2019 entstand die Idee, die Raunächte mit Yin Yoga zu verbinden, um noch tiefere Entspannung und Selbstreflexion zu ermöglichen. So wurde mein Online-Raunachtsretreat »Magische Raunächte« ins Leben gerufen. Seitdem begleite ich Menschen durch die Raunächte, unterstützt von geführten Meditationen, Ritualen und Yin-Yoga-Sessions.

Aus diesen Erfahrungen und dem Wunsch, mein Wissen weiterzugeben, entstand dieses Buch. Es soll dich durch die magische Zeit der Raunächte begleiten und dir zeigen, wie du diese Zeit für dich nutzen kannst.

In unserer immer schneller werdenden Welt ist es wichtiger denn je, Raum für uns selbst zu schaffen. Ein wenig mehr Yin-Zeit und Selbstreflexion können helfen, Balance zu finden und unsere innere Kraft zu stärken.

Was dich in diesem Buch erwartet

Ich möchte dich mit auf eine introspektive Reise durch die Raunächte nehmen. Du erfährst, wie du diese Zeit für dich nutzen kannst, und warum Yin Yoga die ideale Praxis dafür ist. Ein detaillierter Plan mit passenden konzipierten Sequenzen begleitet dich durch jede der zwölf Nächte, ergänzt durch Rituale, Reflexionsfragen und Affirmationen, die dir helfen, dich mit deiner Intuition und deinen tiefsten Wünschen zu verbinden.

Dieses Buch soll dir als Begleitung durch diese magische Zeit dienen, in der es darum geht, dich selbst besser kennenzulernen und Klarheit über deine Ziele und Träume zu gewinnen. Lass uns gemeinsam die Geheimnisse der Raunächte entdecken.

So nutzt du dieses Buch am besten

Um das Beste aus dieser Zeit zu machen, findest du in den Kapiteln eine Mischung aus Hintergrundwissen, praktischen Anleitungen und inspirierenden Übungen. Ob du bereits Erfahrung mit den Raunächten hast oder sie zum ersten Mal bewusst erlebst – dieses Buch bietet dir wertvolle Tipps, um deine persönliche Reise zu begleiten.

Kapitel 1 gibt dir einen umfassenden Hintergrund über die Raunächte und zusätzliche Bräuche, die du neben deiner Yogapraxis ausprobieren kannst.

Wenn du neu im Yin Yoga bist, solltest du auf jeden Fall Kapitel 2 lesen. Hier erkläre ich die Grundlagen des Yin Yoga und wie du die Übungen sicher und effektiv durchführen kannst.

Kapitel 3 ist dein Guide durch jede der Raunächte, mit Yoga-Flows, Anleitungen, Reflexionsfragen und Ritualen für jeden Tag.

Dieses Buch solltest du nicht als Checkliste sehen, sondern mehr als ein Büfett. Wähle die Rituale, die für dich stimmig erscheinen. Wenn du wenig Zeit hast, kannst du die Haltedauern in den Yoga-Einheiten verkürzen. Vertraue deiner Intuition und tue, was dir guttut!

Kapitel 1

Die magische Welt der Raunächte

Was sind die Raunächte?

Die Raunächte (oder alte Schreibweise: Rauhnächte) sind eine magische Zeit zwischen den Jahren, in denen die Zeit stillzustehen scheint und denen eine besondere Energie innewohnt. Es heißt, die Schleier zur Anderswelt – in der keltischen Mythologie der Begriff für das Jenseits – seien besonders dünn in dieser Zeit.

Es handelt sich um zwölf Tage und Nächte zwischen Weihnachten und dem Dreikönigstag, die seit jeher als besonders heilige Zeit gelten. Sie stehen symbolisch für die zwölf Monate im neuen Jahr. Ereignisse während dieser zwölf magischen Nächte sollen die Ereignisse im jeweiligen Monat voraussagen. Sie werden daher auch »Losnächte« (Los im Sinne von Schicksal) oder »Schicksalsnächte« genannt.

Diese Zeit ist besonders gut geeignet, um innezuhalten, nach innen zu schauen und Kraft zu tanken. Sie eignet sich, um Zukunftsprognosen aufzustellen, Pläne für das neue Jahr zu schmieden und mit den Naturgeistern in Kontakt zu treten. Ein bewusster Umgang mit den Raunächten ermöglicht es dir, die Weichen für das kommende Jahr zu stellen, das du aktiv mitgestalten kannst.

Der Ursprung der mystischen Raunächte

Die Raunächte haben ihren Ursprung in der germanisch-keltischen Tradition. Diese Nächte, die als »Zeit zwischen der Zeit« galten, waren eine besonders magische, mystische Zeit. Die geistige Welt zog umher, und es wurden Rituale und Bräuche abgehalten, um die Geister milde zu stimmen und böse Geister abzuwehren.

Die Zahl Zwölf resultiert aus der Differenz zwischen Sonnenjahr (365 Tage) und Mondjahr (354 Tage). In diesen elf Tagen und zwölf Nächten stehen die Tore zur Anderswelt weit offen.

Das Wort »Raunächte« hat mehrere Ursprünge: zum einen aus dem Wort rau (im Sinne von wild), aber auch aus dem Wort Rauch oder Räuchern.

Deshalb wurden diese Nächte auch »Rauchnächte« genannt und tatsächlich ist das Räuchern noch heute ein wesentlicher Bestandteil dieser magischen Zeit. Andere Quellen führen die Herkunft des Begriffes auf das mittelhochdeutsche *rûch* (»haarig« oder »pelzig«) zurück, was sich auf das Aussehen der Dämonen bezieht, die zu dieser Zeit ihr Unwesen trieben. Eine weitere Herleitung sieht das Wort »raunen« als Herkunft – bezogen auf das Raunen der Geister und auf Geisterbeschwörung.

Wann sind die Raunächte genau?

Es gibt mehrere Zählweisen und Überlieferungen zum genauen Zeitpunkt der Raunächte. Eine Überlieferung zählt die Raunächte beginnend mit dem 25. Dezember bis einschließlich 5. Januar, jeweils von 0 Uhr bis 23:59 Uhr. Die erste Raunacht wäre also der 25. Dezember, die zweite der 26. Dezember, die zwölfte der 5. Januar mit Ende um Mitternacht am 6. Januar. Das ist auch die Zählweise, der wir in diesem Buch folgen.

Manche zählen die Tage beziehungsweise auch die Tageszeiten ganz anders. Es gibt also keine einheitliche Vorgehensweise und wie ich meine, auch kein Richtig oder Falsch. In diesem Buch folgen wir der oben genannten Zählweise, also vom 25. Dezember, 0 Uhr bis 23:59 Uhr. Wir nehmen die Wintersonnenwende und die Tage dazwischen als Auftakt, weil in diesen Tagen eine besondere Magie liegt. Wir würdigen auch den letzten Tag, den Dreikönigstag und die dazugehörige Nacht der Wunder, die Perchtnacht oder Hollanacht. So gehe ich seit Jahren in meinen Raunachtsbegleitungen vor – sollte für dich aber eine andere Zählweise stimmiger sein, dann bleibe gern dabei.

Einige Nächte gelten als besonders: nämlich die Nacht zur Wintersonnenwende am 21. Dezember, die vierte Raunacht (Tag der unschuldigen Kinder, eine Schlüsselnacht), die Silvesternacht am 31. Dezember, die zwölfte Raunacht (Hohe-Frauen-Nacht am 5. Januar) und die Dreikönigsnacht (Nacht der Wunder) am 6. Januar.

Auf die Besonderheiten der einzelnen Raunächte gehe ich im dritten Kapitel detaillierter ein (ab Seite 97). Nun findest du erst einmal eine Übersicht über die magischen Nächte – und eine kleine Vorschau auf die Praxis, die dich erwartet.

Die zwölf magischen Nächte

Wintersonnenwende – von der Dunkelheit zum Licht

Die Wintersonnenwende (auch *Jul* genannt), ist die längste Nacht des Jahres. Sie markiert einen Wendepunkt – die Wiedergeburt des Lichts – und leitet die Raunächte ein. Sie ist die Nacht der Visionen, die Nacht des neuen Lichts, die Nacht der guten Wünsche. Diese Nacht eignet sich besonders für eine Reflexion des alten Jahres und das Kreieren von Wünschen für das kommende Jahr. Traditionell wird heute das 13-Wünsche-Ritual begangen, das wir in die Yogapraxis integrieren. Diese 13 Wünsche werden dich die kommenden Nächte über begleiten.

Die Wintersonnenwende findet zumeist am 21. Dezember statt, manchmal auch am 20. oder am 22. Dezember.

Je nach Zählweise schließen sich unmittelbar an die Wintersonnenwende die Raunächte an oder sie beginnen nach ein paar Tagen des Übergangs.

Die erste Nacht · 25. Dezember · Januar · Wurzeln und Basis

In der ersten Raunacht wollen wir den Samen säen für das neue Jahr. Das Thema dieser Nacht, die für den Monat Januar steht, ist das erste Ankommen in den Raunächten und die Beschäftigung mit unseren Wurzeln und unserem Fundament. Sie ist mit dem Zeichen Steinbock assoziiert, einem Erdzeichen. Dich erwartet eine erdende Praxis, die dein *Sankalpa*, deinen tiefsten Herzenswunsch, entstehen lässt.

Die zweite Nacht · 26. Dezember · Februar · Inneres Licht

In der zweiten Raunacht, die ganz im Zeichen des freiheitsliebenden Wassermanns steht, verbinden wir uns mit unserem inneren Licht, unserer inneren Führung, unserem höheren Selbst. Dich erwartet eine durch einige Yangpositionen herausfordernde und gleichzeitig hingebungsvolle und meditative Yin-Yoga-Praxis.

Die dritte Nacht · 27. Dezember · März · Herzöffnung

In dieser dritten Raunacht tauchen wir ganz ein in den Raum unseres Herzens und öffnen uns für das Wunder, das uns erwartet. Wir wagen uns in sanfte herzöffnende Yin-Positionen, die die Qualität der Öffnung und des sensiblen Zeichens Fische widerspiegeln, und nähren die Kraft des Neuen mit erdenden, wurzelnden Positionen.

Die vierte Nacht · 28. Dezember · April · Transformation

Die vierte Raunacht steht ganz im Zeichen der Transformation. Dich erwartet eine transformierende Yoga- und Journaling-Praxis. In unserer Praxis steht das Element Feuer, das Element der Transformation und des Wandels im Vordergrund, verbunden mit erdenden Positionen. Das Feuer ist auch das Element des Zeichens der heutigen Nacht, die mit dem Sternzeichen Widder verbunden ist.

Die fünfte Nacht · 29. Dezember · Mai · Freundschaft und Selbstliebe

Die fünfte Raunacht, die mit dem Monat Mai und dem sinnlichen Zeichen Stier verbunden ist, steht ganz im Zeichen der Freundschaft und der Selbstliebe. Heute darfst du dich einmal selbst beschenken – dich erwartet eine herzerwärmende Meditation und Yogapraxis zum Thema Selbstliebe.

Die sechste Nacht · 30. Dezember · Juni · Bereinigung

Das Thema der sechsten Raunacht ist Bereinigung, Loslassen und Balance finden. Das Zeichen dieser Nacht ist das der Zwillinge, das in gewisser Weise auch die Dualität von Yin und Yang repräsentiert. Wir stehen kurz vor dem Übergang ins neue Jahr – heute wollen wir in der Praxis Yin und Yang in Balance bringen, Beziehungen klären, vergeben, reinigen.

Die siebte Nacht · 31. Dezember · Juli · Öffnung für das Neue

Die siebte Raunacht im gefühlvollen Sternzeichen Krebs steht für den Monat Juli, den Monat der Feste, des Feierns und der Verbindung. Diese Nacht steht für die Öffnung für das Neue, das so kurz bevorsteht. Deshalb wollen wir heute noch einmal das alte Jahr Revue passieren lassen und uns bereit machen für den Neubeginn. Heute verbinden wir uns in einer gefühlvollen Yoga- und Meditationspraxis mit unserer Seele und bereiten uns auf das vor, was vor uns liegt.

Die achte Nacht · 1. Januar · August · Mut und Zuversicht

Die achte Raunacht steht für den Monat August und das majestätische Sternzeichen des Löwen. Je nach Zählweise der Raunächte sind wir nun bereits im kalendarischen neuen Jahr angekommen. Wer neu anfangen möchte, braucht auch Mut und Zuversicht. In der heutigen Praxis verbinden wir uns mit unserer inneren Stärke und Kraft und der strahlenden Energie des Löwen.

Die neunte Nacht · 2. Januar · September · Struktur und Klarheit
Die neunte Raunacht ist mit dem Erdzeichen Jungfrau verbunden, das für Struktur und Klarheit steht. In der heutigen Meditationsreise machen wir uns auf einen Weg, der zu mehr Klarheit führt und dir hilft, deine neue Richtung einzuschlagen. Wir ehren das Erdelement mit nährenden, erdverbundenen Positionen, die dir Regeneration schenken und dich in deiner Mitte ankommen lassen.

Die zehnte Nacht · 3. Januar · Oktober · Balance und Harmonie
Die zehnte Raunacht steht für den Monat Oktober und das Sternzeichen Waage. Die Waage ist ein Luftzeichen, dessen Qualität es ist, Balance und Ausgleich zu schaffen. Die heutige Yogapraxis lädt dich ein, Balance zu finden, noch einmal Kraft und Fülle mit offenen Armen aufzunehmen und dich mit deiner Vision zu verbinden.

Die elfte Nacht · 4. Januar · November · Loslassen
Die elfte Raunacht ist mit dem mystischen Sternzeichen Skorpion verbunden. Gibt es noch irgendetwas, das dich von der Umsetzung deiner Vision zurückhält? Heute lassen wir in einer transformierenden Praxis alten Groll los und versöhnen uns mit unseren Schattenseiten.

Die zwölfte Nacht · 5. Januar · Dezember · Aufbruch und Entfaltung
Die zwölfte Raunacht ist dem Dezember und dem abenteuerlichen Sternzeichen Schütze zugeordnet. Sie ist eine besondere Nacht, die Nacht der Transformation und des Neubeginns. Dich erwartet eine Yin-Yoga-Praxis für die sieben Chakren, die dich unterstützt, deine Wunder zu manifestieren und Wirklichkeit werden zu lassen.

Dreikönigstag · Abschluss der Raunächte
Um Mitternacht in der Nacht vom 5. auf den 6. Januar schließen sich die Tore wieder. Öffne um Mitternacht oder am frühen Morgen alle Fenster, um

die Frische des neuen Jahres einzuladen und nutze den Dreikönigstag, um die Raunächte mit einem kleinen Rückblick abzuschließen.

Die Geschichte der Raunächte

Früher waren die Raunächte wirklich rau: Es waren wilde Nächte, in denen der Sage nach finstere Gestalten im Gefolge des Gottes Odin oder Wotan durchs Land zogen, die sogenannte Wilde Jagd. Es hieß, sie zogen umher, um die Menschen zu prüfen, zu strafen und zu richten. Es waren finstere Unholde, unerlöste Seelen und allerlei schaurige Gestalten.

Aber auch im realen Leben war es keineswegs weniger schaurig. Man mag nun an Geister glauben oder nicht – in alter Zeit zogen immer wieder plündernde und mordende Räuberheere durchs Land, die ganze Dörfer verwüsteten und plünderten.

Die Menschen, die im Winter in ihren Häusern festsaßen, hatten aber noch ganz andere Probleme. Im Gegensatz zu heute, ohne elektrisches Licht, komfortable Heizungen und gut ausgestattete Supermärkte, war der Winter eine Zeit des harten Überlebenskampfes, in der viele Menschen starben, vor allem arme, alte und schwache Menschen.

Die Wilde Jagd war aber nicht nur gefürchtet, denn das Treiben von Wotans Gefolge brachte auch Fruchtbarkeit über die Felder und die Zerstörung den Neubeginn. Inmitten dieses dunklen Treibens wurde zur Wintersonnenwende die Rückkehr des Lichtes gefeiert, es wurden Bräuche und Rituale abgehalten, um die Naturgewalten und höheren Mächte gnädig zu stimmen.

Die Raunächte haben auch ihre weibliche Seite: Da ist zunächst Frau Holle, die aus Grimms Märchen dafür bekannt ist, die Fleißigen zu belohnen und die Faulen zu bestrafen. Frau Holle trägt zwei Gesichter und sie wird häufig auch als Frau Percht beschrieben, die zwei Masken trägt: eine schöne, glückbringende und eine hässliche, strafende. Frau Holle ist es, die als Muttergöttin, als Mutter Erde selbst und als Inkarnation des wiedergeborenen Lichts erscheint. Ihr ist der Holunder (Holler) gewidmet, daher ist Holunder auch ein sehr beliebtes Räucherwerk für die Raunächte.

Die Raunächte werden auch Mutternächte genannt. In der Mutternacht, der Wintersonnenwende, wird das Sonnenkind neu geboren. Weitere Göttinnen dieser magischen Zeit sind Berchta, die Wintergöttin sowie die drei Bethen Ambeth, Wilbeth und Borbeth, die man später im Christentum als die heiligen drei Frauen Katharina, Margareta und Barbara wiederfindet. Diese drei Göttinnen repräsentieren die Heilige Dreifaltigkeit und die drei Urgöttinnenaspekte. Wilbeth steht für die Wiedergeburt (ihr Symbol ist das Rad), Ambeth für Fruchtbarkeit und den Muttergöttinnenaspekt (ihr Symbol ist die Spirale des Lebens und der Kessel der Fülle) und Borbeth steht für den Tod, den Übergang, das Zerschneiden des Lebensfadens (ihr Symbol ist der Turm). Die Segensbezeichnung C+M+B (steht für die lateinische Phrase *Christus mansionem benedicat*, zu Deutsch »Christus segne dieses Haus“), das am Dreikönigstag zum Schutz und Segen auf die Türrahmen geschrieben wird, könnte neben den drei Heiligen aus dem Morgenland Casper, Melchior und Balthasar auch für die drei heiligen Frauen Katharina, Margareta und Barbara stehen.

Nicht zuletzt trifft man in den Raunächten auch die drei Schicksalsgöttinnen (Nornen) Urd, Verdani und Skuld, die für Vergangenheit, Gegenwart und Zukunft stehen und daraus den Lebensfaden des Schicksals spinnen. In den Raunächten können wir Einblick in unseren Lebensfaden gewinnen und unser Schicksal positiv beeinflussen.

Alte Bräuche der Raunachtszeit

Um das Thema Raunächte ranken sich viele alte Bräuche und Geschichten. Einige Bräuche und Rituale stammen noch aus sehr alter Zeit, sind tief im Aberglauben verwurzelt und nicht mehr ganz zeitgemäß.

Einige der Bräuche findet man heute zum Teil in abgewandelter Form wieder: Wir schmücken unser Haus zur Weihnachtszeit mit grünen Zweigen, die die Wiederkehr der Natur symbolisieren (Adventskranz und Weihnachtsbaum), zünden Kerzen und Lichter an, um das Dunkel zu erhellen und die Rückkehr des Lichtes zu feiern, wir räuchern und orakeln (Bleigießen an Silvester). Wieder andere Rituale wie die 13 Wünsche sind noch gar nicht so alt und stammen aus jüngster Zeit.

Ich habe dir hier einige der gängigen Bräuche aufgelistet. Auf die Rituale, die wir während der Raunächte üben wollen, gehe ich detaillierter ein.

Alte Bräuche der Raunachtszeit

- Vor Beginn der Raunächte solle man unbedingt aufräumen, da Unordnung böse Geister anzieht.
- Ausmisten und Wäsche waschen während der Raunächte solle Unglück bringen. Es reicht aber, wenn man wenigstens über die Feiertage diese Regel einhält.
- Alle Räder sollten stillstehen: Es durfte also nicht gesponnen, gewaschen oder gemahlen werden. Da sich während dieser Zeit das Schicksalsrad drehe, sollten alle anderen Räder abgestellt werden.
- Wenn man Wäsche draußen zum Lüften aufhängt, können Krankheiten ins Haus kommen, da sich Dämonen darin verfangen.
- Träume in der Zeit der Raunächte gehen in Erfüllung. (Bitte lies dazu meinen Abschnitt zu den Träumen – denn Träume sind nicht unbedingt wörtlich zu nehmen!)
- Geliehenes sollte vorher zurückgegeben werden.
- Haare und Nägel schneiden solle Unglück bringen.
- Eine alte Bauernregel besagt, dass das Wetter in den Raunächten das Wetter in den dazugehörigen Monaten vorhersagen soll.
- Türen sollten leise geschlossen werden, ansonsten ist mit Streit und Unfrieden im neuen Jahr zu rechnen.
- Zum Schutz vor bösen Geistern stellte man nachts ein Licht ins Fenster.
- Es wurde geräuchert, um sich vor bösen Geistern zu schützen und um negative Energien zu vertreiben.

Raunachtsrituale

Auch wenn es heute dank moderner Technik im Winter nicht mehr so finster aussieht wie zur Zeit unserer Vorfahren, können wir diese Zeit zwischen der Zeit ganz bewusst nutzen, um für einen Moment von der Grelle und Hektik des Alltags zurückzutreten, Kraft und Erkenntnis zu tanken und den Übergang ins neue Jahr bewusst zu gestalten. Die Rituale und Yin-Yoga-Übungen in diesem Buch sollen dich dabei unterstützen.

Die Kraft der Räucherkräuter

Das Räuchern ist ein wesentlicher Bestandteil der Raunächte. In der alten Schreibweise »Rauhnächte« lässt sich das Wort »Rauch« noch erahnen, und häufig werden die Raunächte auch als Rauchnächte bezeichnet.

Die Praxis des Räucherns ist schon recht alt: Die Kraft des Rauches wurde genutzt, um Jagdbeute zu konservieren, körperliche Beschwerden zu lindern und um in andere Bewusstseinswelten vorzudringen. Schon früh hatten schamanische Kulturen die Kraft der Heilkräuter, Harze und anderer Pflanzenstoffe entdeckt und sie vielfältig eingesetzt für Trance-Reisen, zur Verbindung mit Göttern und Ahnen und zur Abwehr schädlicher Energien.

In der westlichen Welt war im Gegensatz zu asiatischen und orientalischen Ländern die Kunst des Räucherns lange Zeit in Vergessenheit geraten. Man räucherte zum Schutz vor Unwettern, zu den Jahreskreisfesten, zur Reinigung und Vertreibung von Krankheiten, bei wichtigen Ereignissen und Übergängen im Leben und auch zum Orakeln und Weissagen während der Rau(ch)nächte.

Alles, was du zum Räuchern brauchst

Auch du kannst dir während der Raunächte die Kraft des Räucherns zunutze machen, dich selbst und deine Räume energetisch und feinstofflich reinigen, um so alte und negative Energien loszulassen und positive in dein Leben zu bringen. Darüber hinaus hat das Räuchern eine entspannende und meditationsfördernde Wirkung und kann auf diese Weise auch deine Vision und Zielfindung für das neue Jahr unterstützen.

Du kannst zum Räuchern einfach Räucherstäbchen verwenden (setze hier auf gute Qualität aus dem Fachhandel, statt Supermarkt) oder auch mit Räucherkohle, einer Räucherlampe oder sogenannten Smudge-Sticks (Kräuterbündeln aus getrockneten Kräutern; *smudge* beschreibt ein »qualmendes Feuer«) räuchern.

Wenn du mit Kohle räucherst, benötigst du ein feuerfestes Gefäß, Räucherkohle und etwas Sand (kein Vogelsand, da er oft Zusatzstoffe enthält). Es empfiehlt sich, eine Räucherzange zu benutzen, um die Kohle anzuzünden.

Lege sie dann in deine mit Sand gefüllte, feuerfeste Schale und lege einen Räucherstoff auf die Kohle. Das können Harze sein, spezielle Räuchermischungen oder auch selbst gesammelte und getrocknete Kräuter, die du vorher im Mörser zerreibst.

Tipp: Falls du zum Beispiel wegen einer Allergie nicht räuchern möchtest oder das Räuchern einfach nicht magst, kannst du auch ätherische Öle verwenden und sie in einer Duftlampe verdampfen. Viele der unten aufgeführten Räucherstoffe gibt es auch in Ölform.

Wann du nicht räuchern solltest

- Räuchere nicht in der Gegenwart von Babys, Kleinkindern unter drei Jahren oder Tieren. In der Schwangerschaft solltest du vorsichtshalber auch nicht selbst räuchern oder nur in Absprache mit deinem Arzt, deiner Ärztin, Hebamme, deinem Therapeuten oder deiner Therapeutin. In diesen Fällen ist es möglich, die Räume ausräuchern zu lassen. Im Anschluss sollte gut gelüftet werden, bevor Schwangere, Babys, Kleinkinder oder Tiere den Raum betreten.
- Bei Rauchmeldern sollte auf starke Rauchentwicklung verzichtet werden (wie es häufig bei Kohle der Fall ist). Als Alternative bieten sich Räucherstäbchen oder ätherische Öle an.

Räucherstoffe und ihre Wirkung

Es gibt ein großes Sortiment an Räuchermitteln, deren Inhaltsstoffe ganz unterschiedliche Wirkungen hervorrufen können. Daher kann man sie recht gezielt für bestimmte Zwecke auswählen und einsetzen – je nach erwünschtem Effekt, nach Stimmung und nach Bedürfnis.

Reinigende und schützende Räucherstoffe:

- **Weißer Salbei:** ein Allrounder, hat eine starke feinstoffliche Reinigungskraft, reinigt die Aura, vertreibt negative Energien und Krankheitserreger, wirkt klärend und konzentrationsfördernd
- **Wacholder:** eines der ältesten Räuchermittel, vertreibt negative Energien, desinfiziert und schützt
- **Lavendel:** reinigt, desinfiziert, bringt Klarheit, Konzentration und Ruhe, schützt vor Energievampiren
- **Kampfer:** stark reinigend, löscht alte Informationen – Geruch ist gewöhnungsbedürftig!
- **Beifuß:** schützt, reinigt und segnet, unterstützt Veränderungen, stärkt das Weibliche und die Intuition, fördert die Traumerinnerung, klärt den Geist, hilft beim Loslassen
- **Angelikawurzel:** auch als Engelwurz bekannt, wirkt schützend und reinigend, stärkt die Nerven und die Verbindung mit unserem höchsten Selbst, bringt Licht ins Dunkel
- **Holunder:** wirkt schützend vor allem bei Übergängen, lässt den richtigen Zeitpunkt erkennen, begleitet beim Orakeln

Räucherstoffe für Segnung, Aufladung und Geborgenheit:

- **Weihrauch:** reinigt, segnet und schützt, vertreibt dunkle Energien und zieht gute an, verbindet mit der feinstofflichen Welt und der männlichen Energie, unterstützt die Meditation und die Vision
- **Myrrhe:** reinigt, segnet und schützt, verbindet mit der feinstofflichen Welt und der weiblichen Energie, unterstützt die Meditation
- **Styrax:** gut für Liebesräucherungen, öffnet die Herzen, entspannt, wirkt segnend, lässt sich gut mit Myrrhe oder Rosenblüten kombinieren

- **Tonkabohne:** öffnet das Herz, wirkt stimmungsaufhellend und ausgleichend, gibt Geborgenheit, fördert Träume
- **Rose:** gut für Liebesräucherungen, öffnet die Herzen
- **Johanniskraut:** auch Sonnwendkraut genannt, eignet sich gut zur Wintersonnenwende, klärt Spannungen, schützt vor dunklen Energien, bringt Licht und erhellt die Stimmung

Meditation und Innenschau:

- **Myrte:** wirkt herzöffnend, hilft, alte Wunden zu heilen, unterstützt das Verzeihen, bereitet auf Neuanfänge vor, unterstützt Gebet und Meditation
- **Sandelholz:** gibt Geborgenheit, unterstützt die Meditation, fördert Inspiration und Innenschau
- **Palo Santo:** begleitet die Meditation, führt in die Tiefe, vertreibt negative Energien

Die wichtigsten Räucherrituale

Es gibt zwar verschiedene Arten zu räuchern, aber es gibt kein Richtig oder Falsch. Wenn du das Räuchern zum Meditieren nutzt, kannst du ganz einfach deine Räucherschale oder das Räucherstäbchen an deinem Meditationsplatz aufstellen.

Gerade zu Beginn der Raunächte empfiehlt es sich, eine intensive energetische Reinigung in zwei Durchgängen zu machen:

Gehe dazu in einem ersten Durchgang mit einem reinigenden Räucherstoff wie Salbei, Beifuß, Wacholder, Kampfer oder Myrrhe gegen den Uhrzeigersinn durch die Räume, beginnend mit dem untersten Geschoß beziehungsweise an der Wohnungstür. Du kannst dabei, wenn du magst, dein Räuchergefäß in Form einer liegenden Acht bewegen. Lasse dabei die Türen und Fenster zunächst geschlossen und den Rauch ein wenig einwirken. Lüfte dann im Anschluss gut und versprühe bei Bedarf Wasser mit einer Sprühflasche.

Gehe dann in einem zweiten Durchgang zum Aufladen und Harmonisieren durch die Räume, zum Beispiel mit Weihrauch, Angelikawurzel, Styrax oder Tonkabohne. Gehe dabei im Uhrzeigersinn. Fenster und Türen können nun geöffnet oder geschlossen sein. Du kannst hier auch die gleiche Räuchermischung wie im ersten Durchgang verwenden. Vergiss auch hier das Lüften nicht, falls du die Fenster geschlossen hattest! Im Anschluss erde und reinige dich selbst gut, zum Beispiel mit Meersalz.

Wenn du in den folgenden Nächten erneut räucherst, kannst du auch in einem einzigen Durchgang, dann aber im Uhrzeigersinn gehen und die Türen und Fenster wahlweise geöffnet oder geschlossen lassen. Lüften solltest du trotzdem im Anschluss noch einmal.

Wichtig: Immer, wenn du gegen den Uhrzeigersinn läufst, solltest du im Anschluss auch mit dem Uhrzeigersinn laufen. Denn beim Räuchern gegen den Uhrzeigersinn bannst du negative Energien und erzeugst zunächst eine Leere. Diese Leere will wieder gefüllt werden – du hast allerdings keine Kontrolle über die Energien. Mit dem zweiten Durchgang im Uhrzeigersinn stellst du sicher, dass du wirklich positive Energien hineinbringst.

Die Magie des Orakelns

Die Raunächte werden auch Losnächte genannt – und das Wort »Los« bezieht sich hier auf das Schicksal und die Schau in die Zukunft. Früher dienten diese Nächte vor allem der Wettervorhersage – das war wichtig für die Bauern, um die Arbeit auf dem Feld, Ernte und Vorratshaltung zu planen.

Die zwölf heiligen Nächte gelten seit jeher als günstig für Schicksalsbefragungen, da zu dieser Zeit die Schleier oder Tore zur Anderswelt geöffnet sind.

Es ist wichtig, die Botschaften des Orakelns nicht als festgelegtes Schicksal zu sehen, das endgültig bevorsteht. Vielmehr geht es darum, Tendenzen und Themen zu erkennen, vielleicht auch darum, sich über die eigenen Wünsche und Intentionen klarer zu werden und das Orakel als eine Art Seelencoach zu sehen, der uns einen Spiegel vorhält und uns hilft, uns tiefer mit uns selbst zu befassen.

Deine Orakelpraxis für die Raunächte

Es gibt viele Arten zu orakeln und viele komplizierte Lege- und Fragetechniken. Wenn du bereits mit dem Orakeln vertraut bist, kannst du natürlich auch auf deine Art vorgehen. Für mich hat sich während der Raunächte folgende Vorgehensweise bewährt:

Während jeder Raunacht ziehe ich eine Karte für den jeweiligen Monat und trage die Botschaft in mein Raunachtstagebuch ein. Außerdem ziehe ich eine Karte zur Wintersonnenwende, die für das kommende Jahr steht. Am Dreikönigstag ziehe ich dann noch eine weitere Karte für die kommenden Raunächte.

Ich ziehe meine Karte entweder morgens nach einer kurzen Meditation oder nach meiner Yoga- und Mediationspraxis.

So orakelst du Schritt für Schritt

1. Wähle dein Orakel.
2. Überlege dir eine Frage, zum Beispiel: »Worum geht es im kommenden Januar (Februar, März ...) für mich?«
3. Halte eine Hand über die Karten und verbinde dich mit deiner Frage.
4. Ziehe eine Karte aus dem Stapel.
5. Lasse die Karte auf dich wirken (du kannst sie beispielsweise an dein Herz legen).
6. Trage die Botschaft in dein Tagebuch ein.
7. Bedanke dich für das, was du erfahren hast.
8. Optional kannst du noch eine zweite Frage stellen: »Was brauche ich als Unterstützung für dieses Thema?« Wiederhole hierzu die Schritte 3 bis 7.

Welches Orakel nutze ich?

Es gibt unzählige Orakelformen. Besonders beliebt sind Kartenorakel, die es wiederum in mannigfaltigen Ausführungen gibt. Ich nutze gern Tarotkarten oder spezielle Raunachtskarten. Diese sind vor allem dann gut geeignet, wenn du noch nicht so viel Erfahrung mit dem Orakeln hast. Du kannst aber genauso gut Runen, Engelkarten oder Krafttierkarten nutzen. Hier stehen die Eigenschaften des jeweiligen Engels oder Krafttiers für ein Monatsthema und zeigen dir die Kräfte, die dich im zugehörigen Monat begleiten. Affirmationskarten sind auch eine wunderschöne Möglichkeit: Jede Affirmation steht für die jeweilige Raunacht und den dazugehörigen Monat.

Nutze das Kartenset, das dich am meisten anspricht und bleibe für die Zeit der Raunächte möglichst bei einem Set. Oder du kombinierst mehrere Sets: eine Karte für das jeweilige Thema, eine Engel- oder Krafttierkarte für deinen Begleiter und eine Affirmationskarte. Das empfehle ich aber vor allem dann, wenn du schon etwas Erfahrung mit den Raunächten hast, am Anfang kann die Verwendung mehrerer Sets eher überfordern und verwirren.

Denke daran: Ein Orakel zeigt nur Tendenzen, nicht dein endgültiges Schicksal! Dein Schicksal hängt davon ab, welche Entscheidungen du triffst und wie du für dich sorgst!

Ein heilsamer Blick nach innen

Die Raunächte sind eine besondere Zeit des Jahres, die sich hervorragend für Introspektion und innere Einkehr eignet. Mit Yin Yoga, Meditation und Selbstreflexionsfragen kannst du diese Zeit nutzen, um tiefer in dich hineinzuschauen, alte Muster zu erkennen und neue Visionen für das kommende Jahr zu entwickeln.

Yin Yoga ist eine wunderbare Art des Yoga, eine ruhige und meditative Praxis, die sich ideal für die Raunächte eignet. In diesem Buch findest du für jede Raunacht eine passende Yin-Yoga-Einheit, die auf die Energie der jeweiligen Raunacht zugeschnitten ist. Die Übungen unterstützen dich dabei, loszulassen und neue Energie zu tanken. Durch das lange Halten der Yin-Yoga-Positionen erreichst du tiefe Schichten des Bindegewebes und förderst so körperliche und geistige Entspannung.

Auch Meditation ist ein kraftvolles Werkzeug, um Klarheit und innere Ruhe zu finden. In den Raunächten kannst du verschiedene Meditationen ausprobieren, die dir helfen, dich zu zentrieren und deine Gedanken zu ordnen. Die Meditationen in diesem Buch sind speziell darauf ausgerichtet, dich durch die Themen und Energien der Raunächte zu führen.

Selbstreflexionsfragen unterstützen dich dabei, tief in deine Gedanken- und Gefühlswelt einzutauchen. Zu jeder Raunacht findest du in diesem Buch Fragen, die dich dabei unterstützen und dir neue Perspektiven eröffnen.

Abgerundet werden diese Fragen durch passende Affirmationen zu jeder Raunacht. Affirmationen sind positive, kraftvolle Aussagen, die dir helfen, deine Gedanken und Überzeugungen in eine gewünschte Richtung zu lenken. Sie unterstützen dich dabei, alte, limitierende Glaubenssätze aufzulösen und neue, positive Überzeugungen zu verankern.

Ein weiterer wichtiger Bestandteil der Raunächte ist die Arbeit mit deinen Träumen. Sie können dir wertvolle Einsichten und Botschaften liefern, die dich auf deinem Weg unterstützen. Im nächsten Kapitel erfährst du mehr darüber, wie du deine Träume deuten und für deine persönliche Entwicklung nutzen kannst.

Die Zeichen der Träume verstehen

Träume spielen eine zentrale Rolle in den Raunächten, da sie wertvolle Botschaften unseres Unterbewusstseins sein können. Wir notieren uns während der Raunächte direkt nach dem Aufstehen unsere Träume, um die in ihnen enthaltenen Nachrichten und Weisheiten für uns zu nutzen.

Dabei geht es weniger darum, die Träume als Voraussagen zu sehen, die genauso eintreten werden. Sie sind keine Prophezeiungen im klassischen Sinne, sondern eher symbolische Hinweise auf Themen, die in der kommenden Zeit für uns wichtig sein könnten. Die Bedeutung der Träume sollte daher nicht wörtlich interpretiert werden. Sie ist symbolisch, höchst individuell und bezieht sich auch immer auf das, was gerade in unserem Leben wichtig ist.

Das Erinnern und Aufschreiben von Träumen hilft uns, die symbolischen Botschaften unserer Träume zu verstehen und zu nutzen. So kannst du deine Träume während der Raunächte für dich nutzen:

- **Selbstreflexion und Selbstverständnis:** Träume bieten Einblicke in unser Unterbewusstsein und helfen uns, unbewusste Wünsche, Ängste und Konflikte zu erkennen.
- **Persönliches Wachstum:** Durch das Verstehen und Interpretieren von Träumen können wir wertvolle Lektionen für unser persönliches Wachstum und unsere Entwicklung erhalten.
- **Problemlösung:** Träume können kreative Lösungen und neue Perspektiven auf Probleme bieten, die uns im Wachzustand nicht bewusst sind.
- **Intuition und Führung:** Träume können als intuitive Führung dienen, indem sie uns Hinweise auf den richtigen Weg oder notwendige Veränderungen geben.

Tipps zur besseren Traumerinnerung in den Raunächten

Manchmal ist es jedoch schwer, sich an einzelne Träume zu erinnern. Das ist normal und auch nicht schlimm. Wenn du während der Raunächte ein Traumtagebuch führst, könntest du stattdessen aufschreiben, wie du geschlafen oder wie du dich beim Aufwachen gefühlt hast.

- **Intention setzen:** Ähnlich wie bei Yoga Nidra oder Autogenem Training kannst du dir vor dem Schlafengehen die Absicht setzen, dich an deine Träume zu erinnern. Sage dir zum Beispiel: »Ich erinnere mich an meine Träume.«
- **Tagebuch griffbereit halten:** Lege dein Tagebuch neben dein Bett, sodass du direkt nach dem Aufwachen deine Träume aufschreiben kannst.
- **Entspannt in den Tag starten:** Vermeide es, sofort gehetzt aus dem Bett zu springen. Verbringe noch ein paar Minuten im Bett, vielleicht mit deiner Lieblings-Yin-Yoga-Übung.
- **Auf Schlafqualität achten:** Gehe nicht übermüdet oder erschöpft ins Bett, da dies die Traumerinnerung stören kann.
- **Alkoholkonsum reduzieren:** Alkohol kann die Erinnerung an Träume beeinflussen. Das heißt nicht, dass du an Silvester nichts trinken darfst, sei dir nur bewusst, dass Alkoholkonsum Auswirkungen auf dein Erinnerungsvermögen haben kann.

- **Medikamente berücksichtigen:** Auch Medikamente können die Traumerinnerung beeinflussen. Vermeide, wenn möglich, die Einnahme von Schlaftabletten. Verzichte aber nicht auf notwendige Medikamente!
- **Yoga zur Entspannung:** Entspannende Yogaübungen vor dem Schlafengehen können die Traumerinnerung fördern. Übungen wie die tiefe Bauchatmung, die Kindhaltung oder das Nadelöhr sind gut geeignet. Auch Yoga Nidra ist eine wundervolle Praxis, um Schlafqualität und Traumerinnerung zu verbessern. Auf meinem Youtube-Channel findest du Übungen dazu, darunter auch eine Yoga-Nidra-Übung zur Traumerinnerung während der Raunächte.
- **Elektronische Geräte meiden:** Meide etwa eine halbe Stunde vor dem Schlafengehen und nach dem Aufwachen elektronische Geräte mit Bildschirm wie Handys, Laptops und Fernseher. Das blaue Licht dieser Geräte kann die Traumerinnerung stören. Wenn du um die Nutzung nicht ganz herum kommst, nutze den Blaulichtfilter, den viele Geräte mittlerweile besitzen.
- **Räucherstoffe:** Es gibt bestimmte Räucherstoffe, denen eine Wirkung auf die Traumerinnerung nachgesagt wird. Du kannst sie als kleines Ritual am Abend zum Beispiel während deiner Yoga- oder Selbstreflexionspraxis nutzen. Geeignete Stoffe sind Beifuß, Eisenkraut, Lorbeer, Mädesüß oder Mistel.
- **Übung:** Durch das regelmäßige Führen eines Traumtagebuchs auch außerhalb der Raunächte können wir unsere Erinnerungsfähigkeit schulen.

Tipps zur Deutung deiner Träume

Die Traumdeutung hat eine lange Geschichte und beschäftigt die Menschheit schon seit Jahrtausenden. Schon in der Antike wurden Träume als Botschaften der Götter betrachtet. In der modernen Zeit haben die großen Psychoanalytiker Sigmund Freud und Carl Gustav Jung bedeutende Beiträge zur Erforschung und Deutung von Träumen geleistet.

Traumdeutung ist höchst individuell – es gibt nicht die eine richtige Deutung, die für alle Menschen gleichermaßen zutrifft. Vertraue deiner eigenen Intuition und interpretiere danach, was die Träume für dich bedeuten könnten. Beim Einstieg in die Traumdeutung können spezielle Ratgeber und

Traumlexika hilfreich sein, da sie uns zumindest einen kleinen Hinweis geben, wo wir anfangen könnten.

Da Träume auch immer unsere eigene aktuelle Situation und unsere Beschäftigung damit widerspiegeln, betrachte auch immer deine derzeitigen Herausforderungen, Gedanken oder Umstände, die dich gerade beschäftigen.

Ein paar Fragen, die dir bei der Beschäftigung mit deinen Träumen helfen könnten

- Wo stehst du gerade in deinem Leben? Was ist deine aktuelle Situation?
- Welche Dinge beschäftigen dich gerade?
- In welchem Kontext ist der Traum aufgetreten?
- Welche Symbole siehst du in deinem Traum?
- Welche Gefühle hast du während des Traums und welche danach?
- An welche Zahlen kannst du dich erinnern?
- An welche Wörter oder Sätze erinnerst du dich?

Für die Beschäftigung mit deinen Träumen gilt das gleiche wie für das Räuchern oder das Orakeln: Sieh diese Raunachtsrituale als eine Art Büfett, von dem du dich bedienen darfst – aber nicht musst. Wenn du dich derzeit nicht mit dem Aufschreiben und Erinnern deiner Träume beschäftigen möchtest, dann lasse diesen Aspekt der Raunächte einfach weg.

Gelassenheit bei der Traumdeutung

Während der Raunächte neigen wir dazu, unsere Träume intensiver wahrzunehmen und ihnen eine tiefere Bedeutung zuzuweisen. Denke aber daran, dass Träume nicht wörtlich zu verstehen sind, sondern eine komplexe und vielschichtige Sprache sprechen. Vielmehr bestehen Träume aus Symbolen, Gefühlen und Erinnerungen und haben eine sehr persönliche Bedeutung.

Träume sind keine Hinweise auf die Zukunft, sondern bieten uns Einblicke in unser Inneres und sind Ausdruck unseres Unterbewusstseins. Ein Traum kann uns auf etwas aufmerksam machen, das wir im Wachzustand gar nicht bemerkt haben, oder uns zu einem Thema führen, das in unserem Leben wichtig ist. Du darfst deine Träume also mit einer gewissen Leichtigkeit betrachten.

Es ist vollkommen in Ordnung, wenn du nicht sofort eine klare Bedeutung hinter einem Traum erkennen kannst. Manchmal sind Träume einfach das Resultat der Verarbeitung von Alltagserlebnissen oder spiegeln allgemeine Stimmungen und Gedanken wider. Oft offenbart sich die tiefere Bedeutung eines Traums erst mit der Zeit – oder sie bleibt verborgen. Das ist in Ordnung, denn Träume müssen nicht immer entschlüsselt werden, um wertvoll zu sein.

In der Ruhe liegt die Kraft – so auch in der Traumdeutung. Gehe spielerisch und neugierig an deine Träume heran. Lasse dich von ihnen inspirieren, aber verliere dich nicht in der Suche nach einer Interpretation. Der Weg ist das Ziel. Ein Traum, der uns zunächst rätselhaft erscheint, kann uns dennoch helfen, neue Perspektiven zu gewinnen oder uns an etwas Wichtiges zu erinnern, ohne dass wir jeden einzelnen Aspekt davon verstehen müssen.

Wenn du während der Raunächte ein Traumtagebuch führst, schreibe dir nicht nur die Inhalte deiner Träume auf, sondern auch deine Gefühle und Gedanken dazu. Was hat der Traum in dir ausgelöst? Welche Assoziationen kommen dir dazu in den Sinn? Diese Reflexion ist oft wertvoller als eine wörtliche Interpretation.

Mache dir bewusst, dass du Experte für deine eigenen Träume bist. Kein Traumlexikon und kein Ratgeber können dir besser sagen, was ein Traum für dich bedeutet, als deine eigene Intuition. Vertraue darauf, dass du die Botschaften in dir findest, und lasse dich von deinen Träumen leiten, ohne dich von ihnen beherrschen zu lassen. In den Raunächten, einer Zeit der Einkehr und Selbstreflexion, geht es darum, diese Reise in die eigene Innenwelt zu erfahren und sich selbst die Freiheit zu geben, zu interpretieren und zu verstehen – oder einfach loszulassen.

Kapitel 2

Yoga
und die
Raunächte

Yoga und Raunächte – die perfekte Ergänzung

Die Raunächte sind eine besondere Zeit. Diese magische Zeit zwischen der Zeit, in der die Grenzen zwischen Vergangenheit und Zukunft verschwimmen und die Schleier zwischen den Welten dünner werden, bietet eine wundervolle Gelegenheit für spirituelle Praxis und persönliche Transformation.

Die zwölf magischen Nächte sind eine Zeit der Stille und Besinnung, in der wir uns zurückziehen, um das vergangene Jahr zu reflektieren, unsere Ziele für die Zukunft zu setzen und uns mit der spirituellen Dimension des Lebens zu verbinden.

Yin Yoga bietet eine perfekte Ergänzung zu den energetischen Qualitäten der Raunächte, da es uns einlädt, in die Stille einzutauchen und uns den inneren Prozessen mit Offenheit und Achtsamkeit zu widmen. Während dieser Zeit, in der die Schleier zwischen den Welten dünn sind, kann Yin Yoga dazu beitragen, die Verbindung zu unserem Innersten zu vertiefen und uns mit der universellen Energie zu verbinden.

Was macht Yin Yoga so besonders?

Yin Yoga ist eine besondere Form des Yoga. Diese sanfte und meditative Form konzentriert sich auf lang gehaltene, passive Figuren, die es ermöglichen, tief in den Körper einzutauchen und Muskelspannungen loszulassen.

Durch das längere Verweilen in den Haltungen werden nicht nur Faszien und Gelenke angesprochen, sondern auch die Meridiane stimuliert, die Energiebahnen des Körpers in der traditionellen chinesischen Medizin (TCM). Diese Stimulation unterstützt den freien Fluss von Qi oder Prana, der Lebensenergie, und hilft, energetische Blockaden zu lösen und die innere Balance wiederherzustellen. Darüber hinaus fördert Yin Yoga tiefe Entspannung, emotionales Loslassen und innere Einkehr, passend zur introspektiven Zeit der Raunächte.

Die Raunächte werden oft als Mondzeit bezeichnet, da sie tief mit der Energie des Mondes und seinen Zyklen verbunden sind. Der Mond symbolisiert das Weibliche, das Empfängliche und das Intuitive – all jene Qualitäten, die in der traditionellen chinesischen Philosophie dem Yin-Prinzip zugeordnet werden.

In der hektischen, oft Yang-dominierten Welt, in der wir leben, bieten die Raunächte eine wertvolle Gelegenheit, uns wieder mit der Yin-Energie zu verbinden. Diese Zeit lädt uns ein, innezuhalten, zu reflektieren und auf das Wesentliche zu besinnen. Indem wir uns auf die Prinzipien des Yin Yoga einlassen und uns den Energien der Raunächte öffnen, können wir tiefe Einsichten gewinnen, Heilung erfahren und uns auf ein neues Jahr voller Möglichkeiten vorbereiten.

Wie genau funktioniert Yin Yoga?

Yin Yoga ist ein sehr ruhiger, eher passiver Stil. Anders als bei aktiveren und dynamischen Yogastilen wie Hatha Yoga, Vinyasa Yoga oder Ashtanga Yoga bleiben wir viel länger in den Haltungen. Während wir im Vinyasa Yoga von einem Atemzug zum nächsten in die nächste Yogahaltung fließen und beim Hatha Yoga fünf oder zehn Atemzüge in einer Haltung verweilen, sind es beim Yin Yoga drei, vier oder fünf Minuten.

Im chinesischen Taoismus beschreibt das Konzept von Yin und Yang die Balance zwischen zwei gegensätzlichen Energien: Yin ist die mehr feminine, ruhige, passive Seite, Yang die männliche, dynamische, aktive Seite. Dabei sind Yin und Yang keine absoluten Begriffe, sondern wandelbar und von-

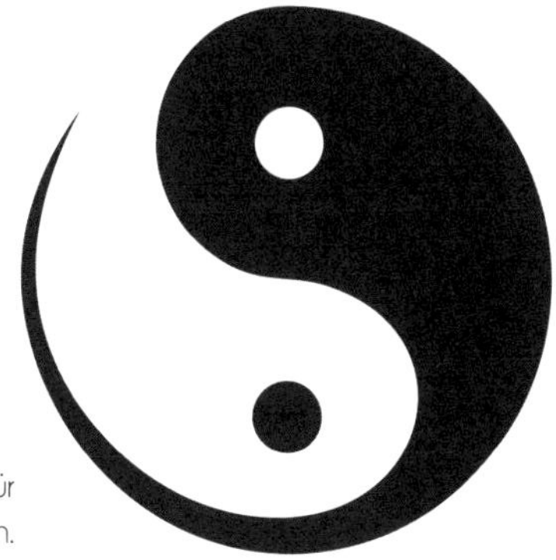

Das Yin-und-Yang-Symbol steht für den Wandel und die Balance der Energien.

einander abhängig. Um zu sagen, etwas ist Yin oder etwas ist Yang, braucht man einen Bezugspunkt: Vergleicht man einen Spaziergang mit Sitzen am Schreibtisch, so ist der Spaziergang Yang und das Sitzen Yin. Im Vergleich zu einem flotten Dauerlauf (Yang) ist der Spaziergang eher Yin.

In jedem Yin ist Yang enthalten und umgekehrt, schon das Yin-und-Yang-Symbol verrät es: Alles ist ständig im Wandel, der Übergang ist fließend. Alles ist in Bewegung, das Leben verläuft in Zyklen: die Mondphasen, die Jahreszeiten, Geburt, Wachstum, Tod, Zerfall, Wiedergeburt. Ohne Tod gibt es kein Leben, ohne Nacht keinen Tag, ohne Trauer keine Freude. Dabei ist kein Teil besser als der andere, beide ergänzen sich und gehen ineinander über.

In unserer heutigen Gesellschaft dominiert das Yang, die Aktivität, der männliche Teil. Es gilt als erstrebenswert, immer mehr Leistung zu bringen, höher, schneller und weiter. Ist das Yang im Überschuss, führt das häufig zu Burnout und Erschöpfung: Unsere Lebensenergie wird verbraucht. Deshalb ist eine Balance von Yin und Yang wichtig. Zu viel Yin ist auch nicht gut, es würde zu Trägheit, Erstarren, Stillstand führen. Wir brauchen beides, Yin und Yang.

Yin Yoga ist der ruhige Gegenpol zu aktiveren Yogastilen, die ich im Folgenden »Yang Yoga« nennen möchte. Dabei geht es nicht darum, diese zu ersetzen, sondern zu ergänzen.

Denn sowohl beim Yin als auch beim Yang Yoga bewegen wir Energie in uns und bringen Körper und Seele in Balance. Bei Yang Yoga steht mehr die Kräftigung und Dehnung der Muskeln im Vordergrund, bei Yin Yoga erreichen wir tiefere Schichten, wie Bänder, Sehnen, Faszien und Gelenke. Natürlich sprechen wir auch beim Yang Yoga unsere Faszien an, aber auf eine andere Art.

Yin Yoga wird im Sitzen oder Liegen ausgeführt, es existiert tatsächlich nur eine stehende Yin-Yoga-Position. Wir geben uns dabei ganz der Schwerkraft hin und unterstützen uns auch gern durch Hilfsmittel, um passiv und möglichst ohne große muskuläre Anstrengung in den Haltungen zu verweilen. In einigen Yin-Yoga-Positionen, wie beispielsweise dem Drachen, geht es natürlich nicht ganz ohne Muskelkraft – die Körperbereiche, die wir ansprechen wollen, bleiben aber entspannt. Dazu später mehr.

Vorteile und Wirkung von Yin Yoga

Körperliche Wirkung:

- **Gesündere Gelenke:** Yin Yoga konzentriert sich auf das längere Halten von Positionen, wodurch die tiefen Schichten des Bindegewebes, wie Faszien, Bänder und Gelenke, stimuliert werden. Dies fördert die Gesundheit der Gelenke, indem es ihre Beweglichkeit und Flexibilität erhält und verbessert.
- **Verbesserung des Bewegungsradius:** Durch die lang gehaltenen Dehnungen im Yin Yoga werden die Faszien geschmeidiger, was zu einem erweiterten Bewegungsradius führt. Dies kann besonders hilfreich sein, um Steifheit zu reduzieren und die allgemeine Beweglichkeit zu verbessern.
- **Vermindert fasziale Verspannungen:** Faszien können durch Stress, Überbeanspruchung oder mangelnde Bewegung verhärten und verkleben. Yin Yoga hilft, diese Verspannungen zu lösen, indem es die Faszien sanft und kontinuierlich dehnt, was zu einem besseren Körpergefühl und weniger Schmerzen führt.

Energetische Wirkung:

- **Verbessert den Qi-Fluss:** Yin Yoga zielt darauf ab, den Energiefluss in den Meridianen des Körpers zu optimieren. Die langsamen, tiefen Dehnungen stimulieren diese Leitbahnen, was zu einem besseren Energiefluss im Körper führt.
- **Löst Energieblockaden:** Durch die lange Verweildauer in den Posen werden energetische Blockaden in den Meridianen gelöst. Dies kann zu einer verbesserten Vitalität und zu einem gesteigerten Wohlbefinden führen.
- **Stärkt Organe durch Wirkung auf Meridiane:** Yin Yoga wirkt auf die Meridiane, die mit verschiedenen Organen verbunden sind. Durch die Stimulation dieser Energiebahnen wird die Funktion der entsprechenden Organe unterstützt und gestärkt, was zu einer besseren allgemeinen Gesundheit beitragen kann.

Mentale, emotionale und seelische Wirkung:

- **Beruhigt den Geist:** Das längere Halten der Posen im Yin Yoga ist eine meditative Praxis, die den Geist beruhigt und hilft, Gedanken zur Ruhe zu bringen. Dies fördert einen Zustand der inneren Stille und Achtsamkeit.
- **Reduziert Stress:** Yin Yoga fördert die Aktivierung des parasympathischen Nervensystems, welches den Körper in einen Zustand der Entspannung versetzt. Dies führt zu einer signifikanten Reduktion von Stress und Angst.
- **Ermöglicht emotionale und seelische Heilung:** Die tiefen Dehnungen und die achtsame Praxis können emotionale und seelische Blockaden lösen. Yin Yoga schafft Raum für die Verarbeitung und Heilung alter emotionaler Wunden und fördert ein verbessertes Wohlbefinden.
- **Bereitet auf die Meditation vor:** Yin Yoga kann eine wunderbare Vorbereitung für die Meditation sein, da es den Körper entspannt und den Geist beruhigt. Dies erleichtert den Übergang in einen meditativen Zustand, in dem tiefe Einsicht und Klarheit erfahren werden können.

Durch das lange Halten der Positionen können wir einen meditativen Zustand erreichen. Für viele Yogaübende ermöglicht Yin Yoga oft den Einstieg in die Meditation, so war es auch bei mir selbst. Falls du also bisher Schwierigkeiten hattest, einen Zugang zur Meditation zu finden, kann Yin Yoga dir vielleicht helfen. Aus diesem Grund ist Yin Yoga für mich die perfekte Praxis in der Zeit der Raunächte.

Die Praxis von Yin Yoga

Yin Yoga ist eine höchst individuelle Praxis. Es geht nicht darum, wie eine Position aussieht, sondern was wir damit erreichen wollen. Der Begründer von Yin Yoga, Paul Grilley, spricht hier auch von dem Unterschied zwischen ästhetischer versus funktionaler Praxis. Anders ausgedrückt: Wir wollen die Position an den Körper anpassen und nicht umgekehrt den Körper an die Position. Es ist deshalb in einer Position nicht ausschlaggebend, ob die Füße nach innen oder nach außen fallen oder in einem bestimmten Winkel stehen, die Arme oder Beine enger oder weiter auseinander sind. Manchmal kann es sogar anatomisch sinnvoll sein, eine Haltung gar nicht zu üben und sie stattdessen durch eine andere Haltung zu ersetzen.

Die einzelnen Haltungen erfüllen bestimmte Funktionen. Zum Beispiel spricht die Haltung der Libelle die Beininnenseiten an – wie auch die Haltung des Schmetterlings oder des Froschs. Wenn ich also die Beininnenseiten dehnen möchte, und ich spüre die Dehnung in einer dieser Haltungen – perfekt.

Wie erkenne ich aber, ob eine Position die richtige für mich ist oder ob ich sie richtig übe? Das mag auf den ersten Blick sehr schwierig erscheinen, insbesondere wenn es keine klaren und allgemeingültigen Ausrichtungsprinzipien gibt wie »Fuß im 45-Grad-Winkel nach innen gedreht«. Wenn du noch keine Yogaerfahrung hast, kann das zunächst sehr verunsichernd sein. Dabei ist es im Prinzip gar nicht so schwer: Hier kommen wir zum Unterschied Verspannung versus Kompression.

Während Verspannung auf muskulärer oder faszialer Ebene geschieht und sich durch eine regelmäßige Yogapraxis verbessern kann, geschieht Kompression dann, wenn zum Beispiel Knochen auf Knochen (eher selten) oder Knochen auf Gewebe stößt (häufiger). Eine Kompression lässt sich in der Regel ohne chirurgischen Eingriff nur verändern, indem wir die Position verändern, zum Beispiel durch das Verwenden von Hilfsmitteln, Verändern der Position von Armen oder Beinen oder bei Bedarf durch eine Alternativposition.

Aber wie merkst du nun, ob Verspannung oder Kompression vorliegt? Eine Verspannung spürst du dort, wo wir eine Position spüren wollen, wo ihr sogenannter Zielbereich ist. Im Falle der Libelle wären das die Beininnenseiten. Dort kannst du gegebenenfalls ein leichtes Ziehen spüren. Das wäre Verspannung. Spürst du hingegen einen Schmerz im Bereich des Hüftgelenks, dann wäre das Kompression. Eine Kompression spürst du in der Regel auf der gegenüberliegenden Seite oder in den Gelenken.

Es kommt bei den Yin-Yoga-Haltungen also auf die Fragen an: »Was möchte ich spüren?« und »Was möchte ich nicht spüren?« Spannungs- oder Dehnungsschmerz ist meist eher flächig, Kompressionsschmerz eher stechend und punktuell. Niemals solltest du in einer Yin-Yoga-Position Schmerzen in den Gelenken spüren.

Im Asana-Teil habe ich dir bei jeder Haltung angegeben, was wir damit erreichen wollen und wie du die Position anpassen oder ersetzen kannst. Schau also gern nach, wenn du dir bei einer Haltung unsicher bist.

Die Prinzipien von Yin Yoga

Ganz ohne Prinzipien kommt aber auch Yin Yoga nicht aus. Sie bilden die Grundlage für eine sichere, wirkungsvolle und verletzungsfreie Yin-Yoga-Praxis. Diese drei Grundprinzipien stammen von Sarah Powers, einer erfahrenen Yin-Yoga-Lehrerin und ersten Schülerin von Paul Grilley (von ihr stammt übrigens auch der Name Yin Yoga).

Finde deine persönliche Grenze

Diese persönliche Grenze bestimmt die Balance zwischen »zu viel« und »nicht genug«. Wenn du eine Dehnung spürst, aber noch keine Schmerzen, halte inne. Wenn du diesen Punkt überschreitest, riskierst du Verletzungen. Beim Yin Yoga wollen wir nicht bis zum maximalen Bewegungsradius in eine Position kommen, sondern zu maximal 60 oder 70 Prozent. Bei einer sehr meditativ ausgelegten Praxis darf die Intensität auch geringer sein – die mental-emotionale und energetische Wirkung ist immer noch gegeben, auch wenn die körperliche Dehnung nicht mehr so stark ist.

Warnzeichen für das Überschreiten der Grenze sind Schmerzen, vor allem stechende Schmerzen in den Gelenken, Taubheit oder Kribbeln (ein Nerv könnte gereizt sein) oder Kurzatmigkeit. In diesem Falle verlasse die Position oder verändere sie.

Entspanne deine Muskeln und werde still

Wenn du deine persönliche Grenze gefunden hast, erlaube dir, deine Muskeln zu entspannen und still zu werden. Beobachte deine Impulse, dich zu bewegen oder in Gedanken abzuschweifen.

Verweile in der Position

Halte die Position für einen längeren Zeitraum. Paul Grilley empfiehlt 3 bis 5 Minuten, letztendlich gibt es keine wirkliche Ober- oder Untergrenze. Wenn du gerade erst anfängst, beginne mit 1 bis 3 Minuten und steigere dich dann langsam. Bei manchen Übungen, die mehr Yin sind, wie zum Beispiel der liegenden Banane, wirst du länger halten können und wollen als beispielsweise im Drachen, der viel mehr Yang enthält.

Nachspüren

Nach dem Üben gönne dir einen Moment des Nachspürens in einer neutralen Position wie der Rückenlage, der Bauchlage, der entspannten Rückenlage, der Kindhaltung oder manchmal auch einer Ausgleichshaltung. Im Asana-Teil findest du Empfehlungen dazu.

Im Yin Yoga sprechen wir vom sogenannten Rebound-Effekt, der sich einstellt, wenn das Qi bewegt wurde und sich Verspannungen in den Faszien lösen dürfen. Er zeigt sich manchmal etwa durch Wärme, Kühle, ein leichtes Kribbeln oder eine Welle der Entspannung. Damit geben wir unserem Körper die Gelegenheit, den Energiefluss wieder zu harmonisieren.

Ideal ist es, nach jeder Position etwa 30 Sekunden bis 1 Minute nachzuspüren, zumindest aber nach längerem Halten. Wir werden in diesem Buch auch manchmal erst nach jeder zweiten oder dritten Position in ein längeres Nachspüren gehen – fühle dich aber frei, die Nachspürphasen individuell für dich anzupassen.

Denke daran: Auch das Verlassen einer Yin-Yoga-Position ist Yin Yoga und sollte möglichst langsam und bewusst ausgeführt werden.

Am Ende der Praxis nimm dir noch etwas Zeit für eine Entspannung. Diese sollte wenigstens 3 Minuten dauern, gern kannst du dir auch länger Zeit nehmen, etwa 5 bis 10 Minuten. Ähnlich wie bei einer Akupunktur bekommt unser Körper Informationen durch das Halten von Yin-Yoga-Positionen, wir dürfen ihm Zeit geben, diese Information zu verarbeiten und zu integrieren.

Die energetische Macht der zwölf Meridiane

Aus der chinesischen Medizin kennen wir das Konzept der Meridiane. Meridiane sind Leitbahnen, durch die das Qi, unsere Lebensenergie fließt. Ist der Qi-Fluss gestört oder blockiert, können Krankheiten oder emotionale Probleme entstehen. Stress, unverarbeitete Emotionen und eine falsche Ernährung und Lebensweise können den Fluss der Energie stören. Durch die Yin-Yoga-Praxis können wir den Fluss der Energie wieder in Balance bringen.

Wir unterscheiden zwölf Hauptmeridiane (Organmeridiane), die in Paaren zusammenarbeiten. Diese Paare bestehen jeweils aus einem Yin- und einem Yang-Meridian. Sie durchziehen den ganzen Körper und sind mit dem Organsystem verbunden. Es gibt noch weitere, tiefer liegende Meridiane und die sogenannten Wundermeridiane oder außerordentlichen Gefäße. Für die Yin-Yoga-Praxis interessieren uns vor allem die zwölf Organmeridiane, auf denen fast alle Akupunkturpunkte liegen.

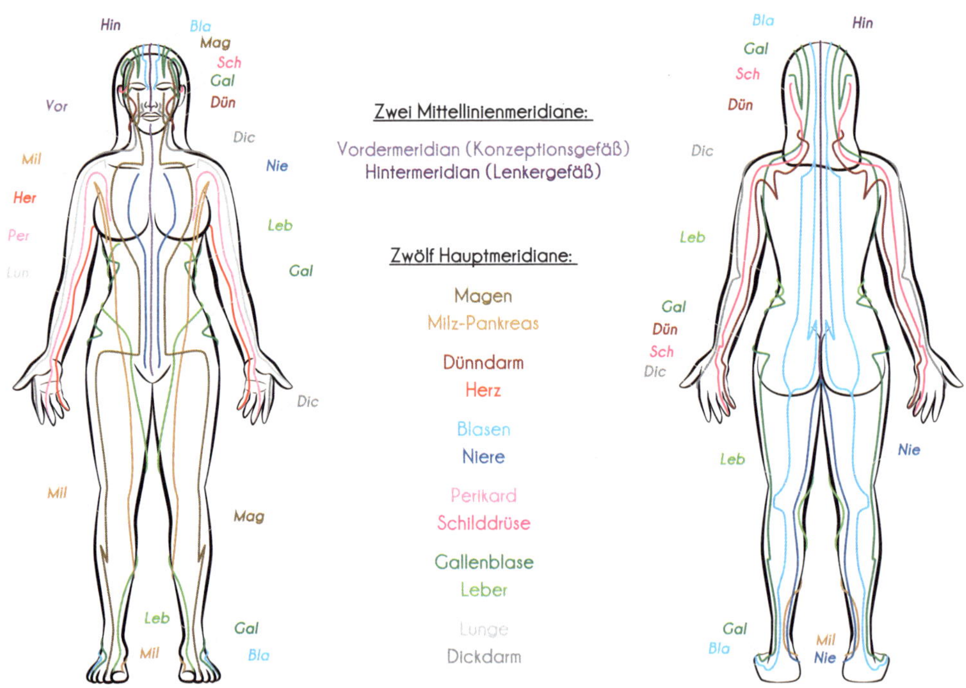

Element	Holz	Feuer	Erde	Metall	Wasser
Yin-Organ	Leber	Herz, Perikard	Milz	Lunge	Niere
Yang-Organ	Gallenblase	Dünndarm, Dreifach-Erwärmer	Magen	Dickdarm	Blase
Farbe	Grün	Rot	Gelb	Weiß	Schwarz, Blau
Funktion	Kontrolliert Qi-Fluss, speichert Blut	Blutkreislauf, Geist und Emotionen	Verdauung, Verteilung der Nährstoffe	Atmung, Ausscheidung	Fortpflanzung, Ausscheidung
Sinnesorgan	Augen	Zunge	Mund	Nase	Ohren
Jahreszeit	Frühling	Sommer	Spätsommer / Übergang	Herbst	Winter
Klima	Wind	Hitze	Feuchtigkeit	Trockenheit	Kälte
Gewebe	Sehnen, Muskeln	Blutgefäße, Blut	Muskeln, Fett, Bindegewebe	Haut, Körperhaare, Schleimhaut	Knochen, Kopfhaare, Zähne, Gehirn
Emotion	Wut, Zorn, Mitgefühl	Freude, Liebe, Hass	Sorgen, Gelassenheit	Trauer, Mut	Angst, Weisheit
Geschmack	sauer	bitter	süß	scharf	salzig
Thema, Potenzial	Entfaltung, Wachstum, Potenzial	Liebe, Lebensfreude	Harmonie, in der Mitte ruhen	Freiheit, Blick für das Wesentliche, Grenzen	Fluss des Lebens, Ruhe, innere Kraft

Die chinesischen Organe sind dabei nicht unbedingt gleichzusetzen mit der westlichen Medizin. In der TCM habe die Organe und ihre Meridiane noch weitere Funktionen, die über die reine Organfunktion hinausgehen und auch unsere Emotionen mit einschließen. Die TCM unterscheidet darüber hinaus fünf Elemente oder Wandlungsphasen, denen bestimmte Jahreszeiten, Farben, Emotionen oder auch Sinneswahrnehmungen zugeordnet sind. In der Tabelle findest du eine Übersicht der fünf Elemente oder Wandlungsphasen und der zugehörigen Meridiane.

Die sieben Chakren – die Räder des Lichts

Die Chakren oder Chakras sind ein Konzept aus der indischen Lehre. Das Wort *Chakra* kommt aus dem Sanskrit und bedeutet »Rad des Lichts«. Du kannst dir Chakren als eine Art Energiewirbel oder Energieräder vorstellen,

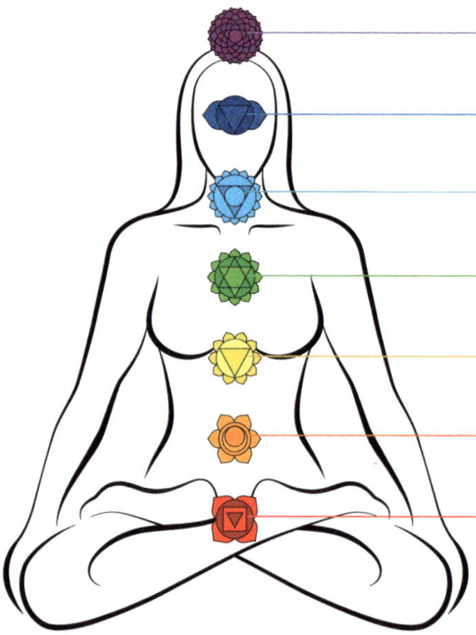

Chakra	Sitz	Thema	Farbe und Mantra	Element
Kronenchakra *(Sahasrara)*	oberhalb des Kopfes	Verbindung mit dem Universum, der göttlichen Essenz, Eins-Sein	Violett, Weiß, Gold	Gedanken
Drittes Auge *(Ajna)*	zwischen den Augenbrauen bzw. am Hinterkopf	Innere Weisheit, Intuition, Vision	Indigoblau	Licht
Halschakra *(Vishuddha)*	in der Höhe des Kehlkopfs	Kommunikation nach außen, Willen schützen, Wahrheit ausdrücken, Kreativität	Hellblau, Türkis	Äther, Klang
Herzchakra *(Anahata)*	in der Höhe des Herzens	Bedingungslose Liebe, Mitgefühl, Dankbarkeit, Vergebung	Grün, manchmal auch Rosa oder Gold	Luft
Nabelchakra *(Manipura)*	oberhalb des Nabels, auf Höhe des Solarplexus	Ich-Identität, Macht, Kraft, Willenskraft	Gelb	Feuer
Sakralchakra *(Swadhisthana)*	auf der Höhe des Kreuzbeins, unterhalb des Nabels	Fließen-Lassen und Loslassen der Gefühle, Kreativität, Schaffenskraft	Orange	Wasser
Wurzelchakra *(Muladhara)*	Steißbein, Damm	Erdung, Sicherheit, Urvertrauen, »Ja« zum Leben	Rot	Erde

die an verschiedenen Punkten entlang der Wirbelsäule sitzen, beginnend vom Steißbein bis zum Scheitel und darüber hinaus. Diese Energiezentren empfangen, verarbeiten, speichern Lebensenergie (*Prana* oder *Qi*) und bringen sie zum Ausdruck. Sie sind über Energielinien *(Nadis)* miteinander verbunden, ähnlich wie die Meridiane der TCM.

Auch die Chakren sind Zentren, an denen Energie sich stauen oder blockiert sein kann, und sie sind sehr stark mit unseren Emotionen verbunden. Ähnlich wie Blockaden in den Meridianen können Krankheiten, emotionale oder seelische Probleme die Folge blockierter Chakren sein. Durch Yin Yoga lassen sie sich solche Störungen lösen und die Chakren sich aktivieren.

In der Yin-Yoga-Praxis sprechen wir die Chakren insbesondere über Positionen an, die im Bereich des jeweiligen Chakras liegen.

In der Tabelle auf der linken Seite findest du die sieben Hauptchakren, ihre zugeordneten Themen und Farben.

Die Yogapraxis während der Raunächte

In diesem Kapitel möchte ich dir einige Hinweise zur Yogapraxis während der Raunächte geben – die natürlich auch außerhalb der Raunächte gelten. Ich gehe auf die Grundausstattung an Yogazubehör ein und auf die in diesem Buch vorkommenden Asanas, also Yogapositionen, die zu den Raunächten passen. Wenn du bereits yogaerfahren bist, kannst du dieses Kapitel natürlich auch überspringen.

Die Grundausstattung

Hier findest du eine kleine Übersicht zur benötigten Grundausstattung an Yogazubehör, speziell für Yin Yoga. Im Yin Yoga bedienen wir uns oft vieler Hilfsmittel, um die Positionen besser an unseren Körper anzupassen. Dafür benötigst du kein großes Budget. Ich gebe dir zu jedem Artikel Alternativen an, wie du auch mit Alltagsgegenständen deine Praxis unterstützen kannst.

Yogamatte

Eine Yogamatte ist sicherlich das wichtigste Zubehör für deine Yogapraxis. Es gibt sie aus verschiedenen Materialien, in unterschiedlichen Längen, Breiten und Dicken. Im Yin Yoga üben wir am Boden und praktizieren auch keine dynamischen Flows, sodass deine Matte anders als bei dynamischeren Yogastilen nicht unbedingt rutschfest sein muss. Eine gute Dicke für eine Yin-Yoga-Matte sind etwa fünf Millimeter, bei empfindlichen Gelenken kann sie aber auch dicker sein. Entscheide beim Material nach deiner Vorliebe: Wenn du es warm und gemütlich magst, sind Schafsfellmatten angenehm, (für dynamische Übungen sind sie weniger geeignet). Falls du keine Yogamatte besitzt, tut es für den Anfang auch eine Decke, ein Teppich oder eine Pilates- oder Fitnessmatte.

Decke

Ein wichtiges Accessoire, das du bei vielen Übungen in diesem Buch brauchen wirst, ist eine Decke. Das muss nicht unbedingt eine spezielle Yogadecke sein, sondern es reicht eine ganz normale Wolldecke. Du kannst sie vielfältig einsetzen: um dich im Meditationssitz oder in den Yin-Yoga-Positionen erhöht zu setzen, bei knienden Haltungen die Knie und Fußgelenke zu unterpolstern oder um dich bei der Entspannung zuzudecken. Idealerweise hast du zwei Decken parat.

Blöcke

Blöcke verringern den Abstand zwischen Körper und Boden und unterstützen dich bei herausfordernden Haltungen. Es gibt sie aus unterschiedlichen Materialien wie Schaumstoff, Kork, Holz – entscheide nach deiner eigenen Vorliebe. Du brauchst keine teuren Blöcke, um zu starten. Schaumstoffblöcke gibt es bereits sehr günstig im Yoga- oder Sportfachhandel. Wenn du Naturmaterialien bevorzugst, sind Kork- oder Holzblöcke vermutlich die bessere Wahl. Sie sind allerdings etwas härter als Schaumstoffblöcke – du kannst sie aber zum Beispiel mit einem Handtuch abpolstern. Für deine Yin-Yoga-Praxis empfehle ich dir zwei Blöcke, idealerweise zwei identische Exemplare.

Falls du keine Blöcke zur Verfügung hast und es erst einmal ausprobieren möchtest, kannst du stattdessen auch zwei feste Kissen oder dicke Bücher verwenden.

Bolster

Bolster sind große dicke Yogakissen in länglicher Form. Im Yin Yoga verwenden wir sie, um den Rücken, die Brust oder das Becken abzulegen oder um uns darauf abzustützen. Bolster gibt es in rechteckiger oder zylindrischer Form. Ich bevorzuge meist die zylindrische Form, weil sie sich angenehm an den Körper anschmiegt – das ist Geschmackssache. Bolster gibt es in der Regel mit Dinkelspelz- oder Kapokfüllung. Bolster mit Dinkelfüllung sind stabiler, aber auch schwerer. Wenn du dein Bolster auch ins Yogastudio oder auf Reisen mitnehmen möchtest, ist Kapok die bessere Wahl.

Für den Anfang tut es auch ein großes, festes Kissen, etwa ein Sofakissen oder eine dicke, gerollte Decke. Für viele der Übungen kannst du ersatzweise auch einfach zwei Blöcke nehmen.

Gurt

Ein Yogagurt ist praktisch bei einigen Übungen, wenn die Beweglichkeit eingeschränkt ist. Falls du keinen Gurt hast, kannst du ersatzweise auch einen Gürtel, etwa von einem Bademantel, oder einen Schal verwenden.

Journal

Das Journal oder Tagebuch ist kein klassisches Yogazubehör, aber für deine Raunachtspraxis empfehle ich dir, für die Selbstreflexionsfragen einen Stift und ein schönes Tagebuch zurechtzulegen, zumindest ein Blatt Papier, auf dem du deine Gedanken und Ideen notieren kannst.

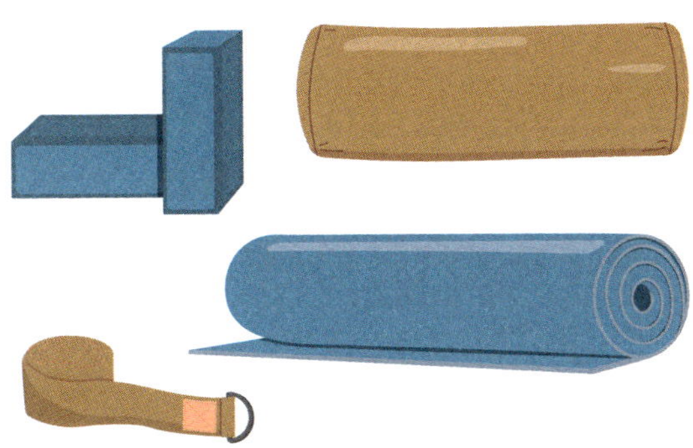

Mit Blöcken, einem Bolster oder einem Gurt lässt sich die Yin-Yoga-Praxis unterstützen

Timer

Im Yin Yoga werden die Positionen recht lange gehalten. Gerade am Anfang und wenn du ohne Ansage übst, kann es schwierig sein, die Zeit richtig einzuschätzen. Ich empfehle dir, einen Meditationstimer zu verwenden. Diese gibt es entweder als eigenständige Uhren zu kaufen oder du kannst auch einfach eine App auf deinem Handy nutzen.

Der ideale Ort für deine Yogapraxis

Suche dir einen Ort, an dem du während deiner Yogapraxis möglichst ungestört bist. Das kann ein kleiner Raum in deinem Haus oder deiner Wohnung sein, wichtig ist, dass du dich wohlfühlst. Bei wenig Platz kann es auch eine kleine Nische in deiner Wohnung sein, in die du dich zurückziehen kannst. Beim Yin Yoga brauchen wir, anders als bei ausladenden Flows, nicht besonders viel Raum. Vielleicht hast du ja schon einen Meditationsplatz.

Richte dir deinen Platz so ein, dass du eine gemütliche Oase für dich schaffst, die dich die Hektik des Alltags für einen Moment vergessen lässt und die dir hilft, in einen meditativen Zustand einzutauchen. Kerzen, eine schöne Deko, sanfte Hintergrundmusik oder dein Lieblings-Duftöl können eine angenehme Atmosphäre schaffen.

Lege dir vor deiner Praxis alle deine Hilfsmittel zurecht, sodass du sie gleich zur Hand hast und direkt loslegen kannst.

Die ideale Zeit für deine Yogapraxis

Wann ist die richtige Zeit für die Yogapraxis? Darauf gibt es keine allumfassende Antwort. Am wichtigsten finde ich es, dass du eine Zeit findest, in der du ungestört üben kannst und die sich für dich stimmig anfühlt. Eine Übungspraxis am Morgen bereitet dich sanft auf das vor, was heute kommt, und lässt dich entspannt, gelassen und beweglich in den Tag starten. Eine abendliche Praxis lässt Körper und Geist sich vom Tag erholen und bereitet dich optimal auf den Schlaf vor. Auch dazwischen praktizieren ist möglich. Probiere einfach aus, welche Zeit für dich am besten passt – je nach deinen sonstigen Vorhaben und Aufgaben. Nach einer Mahlzeit solltest du allerdings wenigstens 1 bis 2 Stunden warten, bevor du auf deine Matte gehst.

Nimm dir auf jeden Fall Zeit für die Übungen. Ich empfehle dir, wenigstens 30 Minuten für die Asana-Praxis einzuplanen. Je nach Haltedauer der Positionen verlängert sich die Zeit entsprechend – wenn du beispielsweise 5 Minuten nur in einer Haltung verbringen möchtest. Bei wenig Zeit kannst du die Haltedauer entsprechend verkürzen. Ich empfehle, die Yinpositionen wenigstens 1 bis 2 Minuten zu halten. Vergiss auch nicht die Schlussentspannung am Ende – sie ist wichtig, um dem Körper die Gelegenheit zu geben, die neuen Impulse auch zu verarbeiten. Plane dafür 3 bis 10 Minuten ein.

Nimm dir auch Zeit für ein wenig Reflexion am Ende. In jeder Raunacht gebe ich dir Reflexionsfragen und eine passende Affirmation an die Hand. Lege dir dein Journal und einen Stift zurecht und nimm dir wenigstens 5 bis 10 Minuten Zeit dafür.

Asanas – die Schatztruhe des Yoga

In diesem Abschnitt findest du die Yin- und Yang-Yoga-Positionen, die wir während der Raunächte üben werden, sowie die Ausgleichs- und Entspannungsübungen, Atemübungen und Meditationen. Nutze die folgenden Passagen gern als Referenz, um einzelne Übungen nachzuschlagen, die dir nicht vertraut sind. Falls du bereits Yogaerfahrung hast und dir die Positionen und Übungen geläufig sind, kannst du diesen Abschnitt überspringen.

Yin-Yoga-Positionen

Hier findest du die Yin-Yoga-Positionen, die auch im Übungsteil vorkommen. Aus praktischen Gründen haben wir hier auf eine Auflistung der Positionen verzichtet, die nicht im Übungsteil vorkommen. Nutze diese Auflistung als Referenz oder um eine Alternativposition zu finden, falls du eine oder mehrere Positionen nicht ausführen kannst. Ich habe zu allen Übungen auch Sanskritnamen angegeben. Im Yin Yoga verwenden wir zwar nicht unbedingt Sanskritbezeichnungen, da die Positionen etwas anders heißen und auch etwas anders ausgeführt werden als im Hatha Yoga – wenn du aus einem anderen Yogastil kommst, kann es aber hilfreich sein.

Adlerarme

Garudasana

Die Position Adlerarme dehnt den oberen Rücken und schafft Weite zwischen den Schulterblättern. Sie ist besonders bei verspannten Schultern und Spannungskopfschmerzen zu empfehlen.

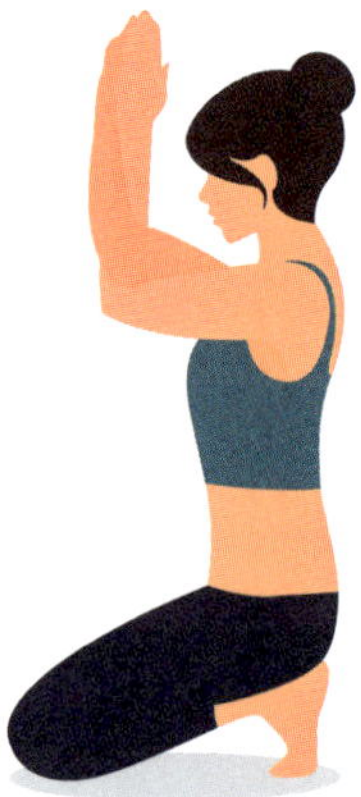

- Nimm eine bequeme Sitzhaltung ein. Strecke deine Arme nach vorn aus und beuge die Ellbogen an, die Handflächen zeigen zueinander.
- Kreuze den linken Arm über den rechten und hebe die Arme gegebenenfalls etwas an, bis du eine Dehnung in den Armaußenseiten und im oberen Rücken spürst. Optional kannst du die Handgelenke kreuzen, sodass sich deine Handflächen berühren. Halte die Position und wiederhole dann zur anderen Seite.

Varianten:

- Falls sich deine Hände nicht berühren, kannst du auch einen Gurt oder eine Socke greifen oder dir einfach eine kleine Umarmung schenken. Deine Ellbogen kannst du bei Bedarf auch auf einem Block oder Kissen abstützen.
- Du kannst die Adlerarme mit jeder Beinhaltung üben, zum Beispiel im Schneidersitz, Fersensitz, Zehensitz oder im Schnürsenkel.

Bei Schulterproblemen vorsichtig üben, benutze einen Gurt oder übe die Umarmung.

Alternativpositionen: Umarmung, gedrehte öffnende Herzstellung
Meridiane: Dünndarm, Dreifach-Erwärmer, Dickdarm
Empfohlene Dauer: 1 bis 3 Minuten pro Seite
Ausgleichshaltung: *Shavasana*

Stehende Vorbeuge

Uttanasana

Die stehende Vorbeuge ist die einzige stehende Position im Yin Yoga und dehnt die gesamte Körperrückseite. Wenn die Beine gestreckt sind, liegt der Fokus mehr auf den Beinrückseiten, bei gebeugten Beinen mehr auf dem Rücken. Außerdem werden die Verdauungsorgane stimuliert.

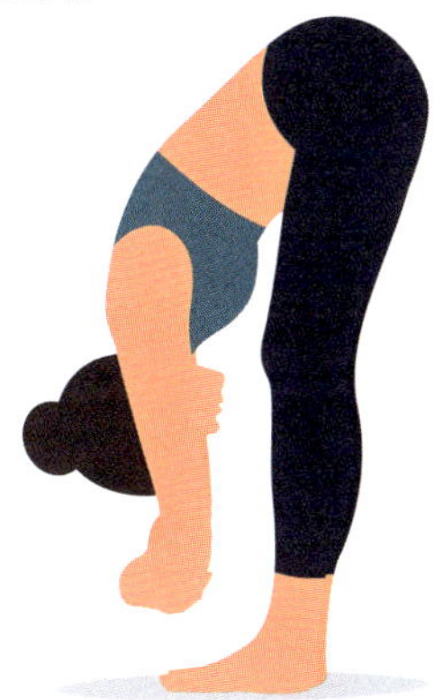

- Komme in einen hüftweiten Stand und beuge dich sanft nach vorn. Die Knie können gebeugt oder ausgestreckt sein. Du kannst deine Ellbogen greifen, die Hände im Nacken ablegen oder auf Blöcken abstützen.
- Um die Position aufzulösen, rolle dich ganz langsam wieder auf, mit dem Kopf zuletzt. Das hilft, Schwindelgefühle zu vermeiden.

Varianten:

- Du kannst die Position auch an der Wand üben. Für eine mildere Variante stütze den Po gegen die Wand ab, für eine intensivere Variante kannst du den Rücken und den Hinterkopf an die Wand anlehnen.
- Bei Bluthochdruck oder erhöhtem Augeninnendruck lasse den Kopf nicht zu tief sinken. Übe entweder die mildere Variante an der Wand, stütze deine Hände auf Blöcken ab oder übe die Raupe stattdessen.

Alternativpositionen: Raupe, Kind, Wasserfall
Meridiane: Blasenmeridian in seinem gesamten Verlauf
Empfohlene Dauer: 2 bis 3 Minuten
Ausgleichshaltung: *Shavasana* in Rückenlage oder Bauchlage

Drache

Anjaneyasana

Der Drache dehnt vor allem Hüftbeuger, Oberschenkel, Leiste und Hüfte. Durch seine vielen Variationen lassen sich unterschiedliche Bereiche ansprechen. Die ideale Position, wenn du viel am Schreibtisch sitzt oder Ausdauersport wie Laufen oder Rad Fahren betreibst.

Der Drache ist eine Position, die als die »Yang-Position im Yin Yoga« gilt. Er wird als sehr aktiv empfunden. Achte hier ganz besonders darauf, dass du nicht zu aktiv und intensiv in die Position gehst!

Es gibt verschiedene Varianten des Drachen. Hier findest du eine Erklärung der Variationen, die wir während der Raunächte üben werden.

- Aus dem Vierfüßlerstand oder dem herabschauenden Hund setzt du einen Fuß zwischen deine Hände.
- Schiebe deinen hinteren Fuß zurück und lasse das Becken nach vorn sinken, bis du eine Dehnung in Oberschenkel, Hüftbeuger und Leiste spürst. Die Hände können am Boden sein, du kannst auch deine Fäuste nehmen oder deine Hände auf Blöcken abstützen.

Hoher Drache

Die Variante spricht vor allem den Hüftbeuger, die Körpervorderseite und den unteren Rücken an.

- Beim hohen Drachen hast du die Hände auf Blöcken (höchste Stufe) oder auf dem Oberschenkel abgestützt.

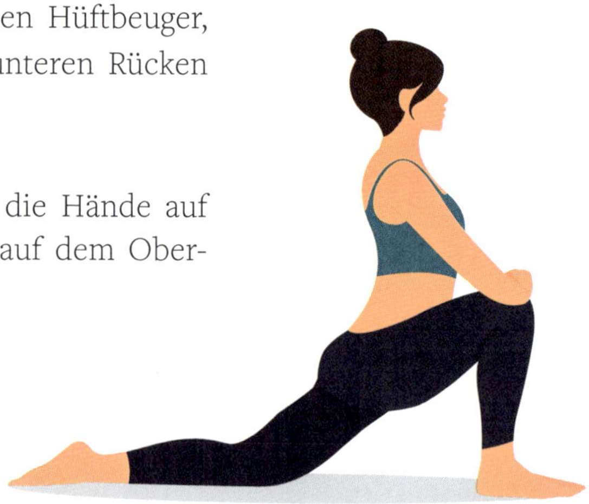

Tiefer Drache

Diese Übung dehnt den Hüftbeuger und die Leisten, sie ist eine intensive Übung für die Hüften.

- Die Hände befinden sich hier auf der Innenseite des vorderen Fußes, für mehr Intensität kannst du auf die Ellbogen kommen oder sie auf einem Bolster oder Block absetzen.

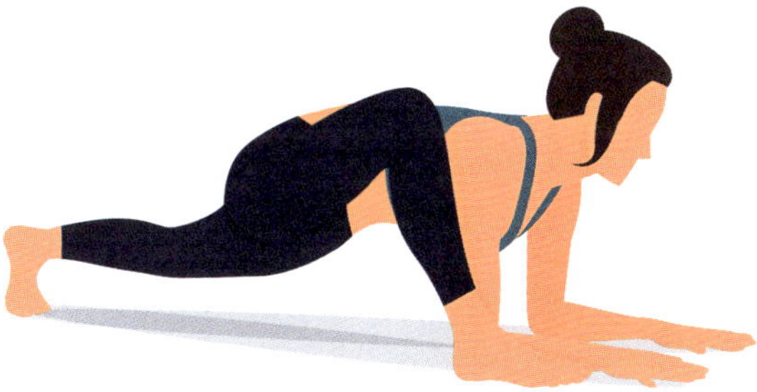

Gedrehter Drache

Beim gedrehten Drachen verbindest du die Öffnung der Hüften mit einem Twist für eine sanfte Öffnung der Wirbelsäule.

- Aus der Ausgangsposition stützt du eine Hand am Boden ab, den anderen Arm streckst du nach hinten aus. (Wenn du den rechten Fuß vorn hast, streckst du den rechten Arm nach hinten und umgekehrt.)
- Du kannst den Arm entweder auf dem vorderen Oberschenkel abstützen, in deinen Rücken legen oder optional in die Variante Drachenschwanz kommen. Dazu winkelst du dein hinteres Bein an, greifst den Fußrücken und ziehst das Bein in Richtung Gesäß. Alternativ kannst du auch einen Gurt um den hinteren Fuß legen.

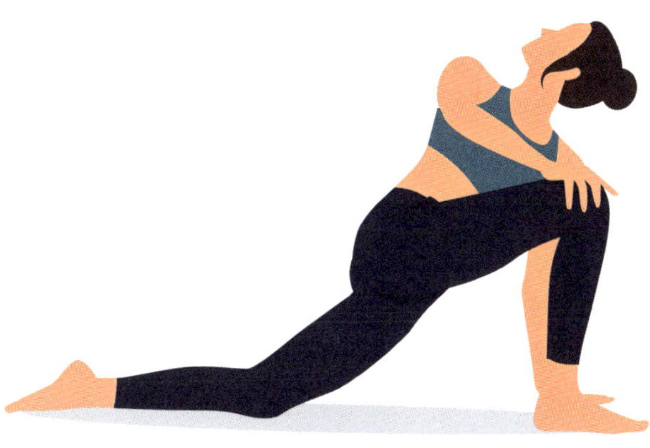

Hanuman-Drache

Hanumanasana

- Für den Hanuman-Drachen schiebst du deine Hüfte ein wenig zurück, sodass sie über dem hinteren Knie steht.
- Lege deine Hände am Boden oder auf Blöcken ab und beuge dich über dein vorderes Bein. Es kann auch leicht gebeugt sein. Diese Position dehnt vor allem den Hüftbeuger und die Rückseite des vorderen Beins.

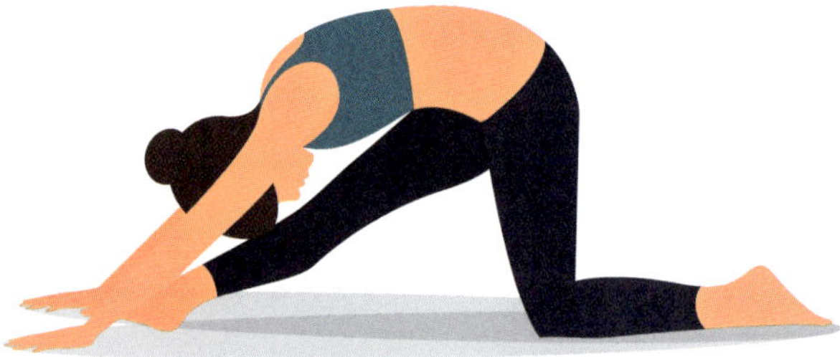

Variante: Bei empfindlichen Knien empfehle ich, eine gerollte oder gefaltete Decke unterzulegen. Für eine einfachere Variante stütze dich auf Blöcken ab und bleibe mit dem Oberkörper aufrecht. Bei sehr verkürzten Beinrückseiten beuge das vordere Knie leicht.

Alternativpositionen: sitzender Schwan, Knie zur Brust mit gestrecktem Bein, Knie zur Brust (bei Knieproblemen)
Meridiane: Magen, Milz, Leber (im tiefen Drachen), Gallenblase (gedrehter Drache), Niere
Empfohlene Dauer: 2 bis 5 Minuten pro Seite
Ausgleichshaltung: *Shavasana*

Fisch

Matsyasana

Der Fisch öffnet die Vorderseite des Oberkörpers und unterstützt einen freien Atemfluss.

- Lege entweder einen Bolster oder eine gerollte Decke längs auf deiner Matte ab und lege deinen Oberkörper darauf ab. Bei Bedarf unterstütze deinen Kopf mit einem Kissen. Alternativ kannst du auch einen Block unter deine Schulterblätter und einen zweiten unter deinen Kopf legen.
- Lege deine Arme seitlich neben deinem Oberkörper oder über deinem Kopf ab.

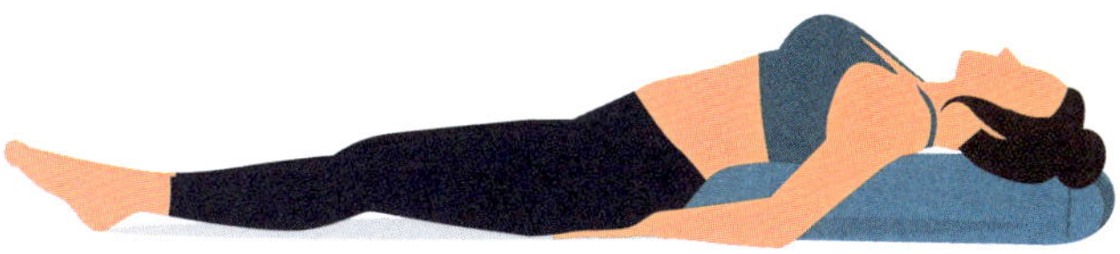

Alternativpositionen: liegender Schmetterling, offene Flügel, öffnende Herzstellung
Meridiane: Magen, Milz, Niere, Herz, Herzbeutel, Lunge
Empfohlene Haltedauer: 2 bis 5 Minuten
Ausgleichshaltung: *Shavasana*

Frosch

Mandukasana oder Bhekasana

Der Frosch dehnt intensiv die Oberschenkelinnenseiten und öffnet die Leistenregion. Diese Position wirkt besonders tief auf das Bindegewebe und fördert die Flexibilität der Hüften.

- Beginne in der Kindhaltung mit weit geöffneten Beinen.
- Lehne den Oberkörper nach vorn, bis du eine angenehme Dehnung in den Beininnenseiten spürst. Das ist der kleine Frosch.

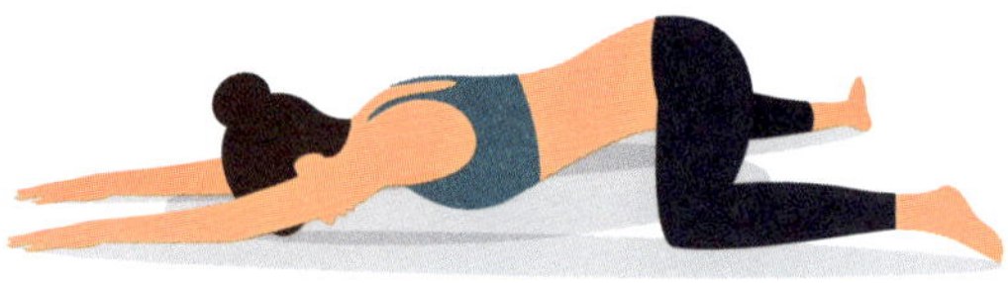

- Du kannst im kleinen Frosch bleiben oder die Füße etwas weiter auseinander nehmen für den großen Frosch. Die Zehen können dabei nach innen oder nach außen zeigen. Das Becken hebt sich nun automatisch ein wenig an.

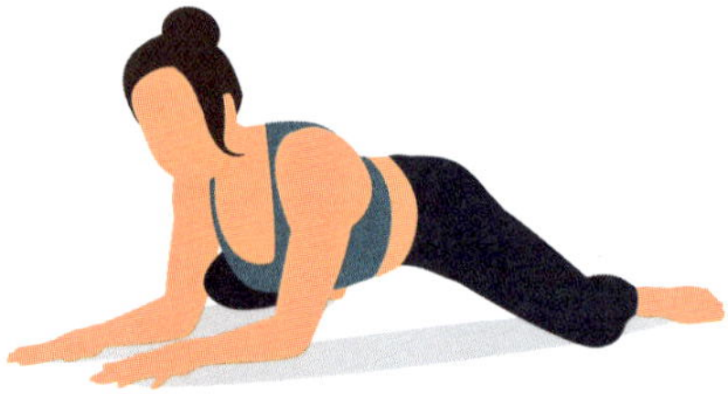

- Du kannst den Oberkörper nun am Boden ablegen oder auf deine Unterarme kommen. Das Becken kann etwas weiter vorn oder hinten sein – wichtig ist nur, dass du eine sanfte Dehnung in deinen Beininnenseiten spürst.

Varianten:

- Bei empfindlichen Knien lege dir gern eine gefaltete Decke quer auf deine Matte, um die Knie zu polstern. Bei Knieproblemen übe alternativ die Libelle.
- Du kannst deinen Oberkörper auch auf einem Bolster ablegen.

Alternativpositionen: Libelle, Schmetterling, Hocke, Happy Baby, Knie zur Brust (bei Knieproblemen)
Meridiane: Leber, Niere, Milz
Empfohlene Dauer: 2 bis 5 Minuten
Ausgleichshaltungen: *Shavasana*, Bauchlage, Kindhaltung

Reh

Mrigasana

Das Reh ist eine hüftöffnende Position, die eine Innen- und Außenrotation der Hüfte kombiniert und somit ausgleichend auf die Hüftgelenke wirkt. Mit der Drehung regt die Haltung die Verdauung an und massiert die Bauchorgane. Weil beide Beine dabei ungefähr in einem 90-Grad-Winkel liegen, wird sie auch 90-90-Position genannt. Sie ist auch eine gute Alternative für den Schwan oder den Schnürsenkel. Sie dehnt die Po-Außenseite des vorderen Beins und die Innenseite des hinteren Beins.

- Komme in den Schmetterling oder eine andere für dich bequeme Sitzhaltung.

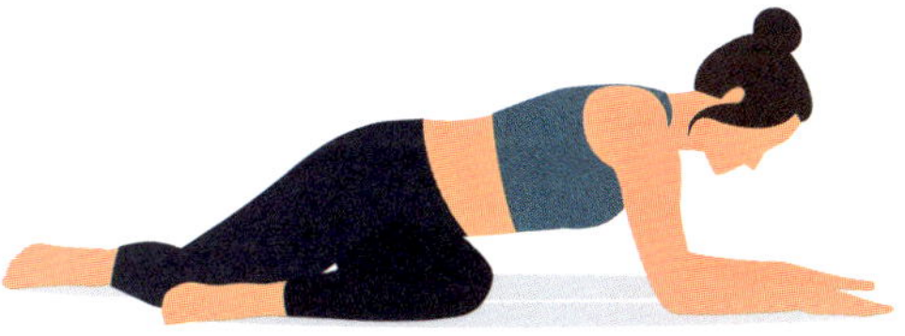

- Bringe das rechte Bein angewinkelt nach vorn, das linke Bein angewinkelt nach hinten. Passe den Winkel deiner Beine bei Bedarf an, der Winkel muss keinesfalls ein exakter 90-Grad-Winkel sein. Du kannst deinen Oberkörper leicht nach rechts drehen. Bleibe entweder im sitzenden Reh oder lege deinen Oberkörper über dem vorderen Bein ab – entweder auf dem Boden oder einem Bolster.

Wichtig: Diese Position ist keine Kniehaltung! Solltest du Schmerzen in den Knien verspüren, verändere bitte die Position oder wähle eine Alternative.

Varianten

Verschiedene Hilfsmittel können die Übung angenehmer gestalten:

- Bei Bedarf auf eine gefaltete Decke setzen.
- Der Oberkörper kann auf einem Bolster oder Kissen ruhen.
- Du kannst eine Decke unter die Knie legen.

Alternativpositionen: Schwan, Schnürsenkel, Nadelöhr
Meridiane: Gallenblase, Leber, Niere, Milz, Magen
Empfohlene Dauer: 2 bis 5 Minuten pro Seite
Ausgleichshaltung: *Shavasana*

Happy Baby

Ananda Balasana

Das Happy Baby entspannt den unteren Rücken und dehnt die Leisten und Beininnenseiten. Die Verdauungsorgane werden massiert. Du kannst dabei auch sanft von Seite zu Seite schaukeln, um deinem Rücken eine Massage zu gönnen.

- Beginne in der Rückenlage.
- Ziehe deine Knie in Richtung Brust.
- Greife nun deine Füße, dabei können sich deine Finger um deine Fußaußenseiten legen, die Knöchel oder die Zehen. Die Fußsohlen zeigen Richtung Decke. Alternativ kannst du deine Knie auch etwas mehr anwinkeln, sodass deine Füße zueinander zeigen. Achte darauf, dass dein Nacken entspannt liegen kann.

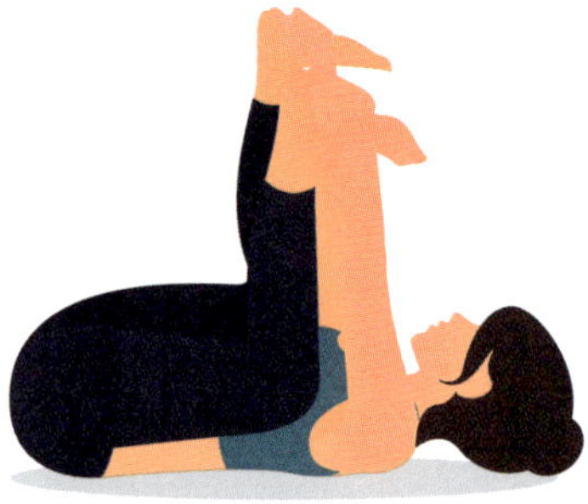

Varianten:

- Du kannst den Rücken auch auf einer Decke ablegen, falls zu viel Druck in der Wirbelsäule entsteht.
- Um die Füße besser zu erreichen, kannst du einen Gurt nutzen.
- Für eine unterstützte Variante lege ein Bolster oder Kissen unter deinem unteren Rücken ab.
- Halbes Happy Baby: Für diese Variante greifst du nur ein Bein, das zweite bleibt aufgestellt oder ausgestreckt am Boden.

Alternativpositionen: Libelle, Hocke, Frosch, Schmetterling, tiefer Drache
Meridiane: Leber, Niere, Blase
Empfohlene Dauer: 2 bis 5 Minuten
Ausgleichshaltung: *Shavasana*

Tiefe Hocke

Malasana

Die tiefe Hocke öffnet die Hüften, dehnt die Beininnenseiten und entspannt den unteren Rücken. Sie wirkt erdend und ausgleichend bei Menstruationsbeschwerden. Sie ist die ideale Ausgleichsposition für alle, die viel sitzen. Für manche ist sie auch eine gute Dehnung der Waden und Achillessehnen.

- Beginne aus der stehenden Vorbeuge, deine Füße sind hüftweit geöffnet.
- Setze dich dann in eine Hocke ab, ohne den Po am Boden abzusetzen.
- Beuge dich sanft nach vorn, der Rücken darf sich runden. Die Hände kannst du Richtung Erde sinken lassen oder in die Gebetshaltung vor deine Brust nehmen.

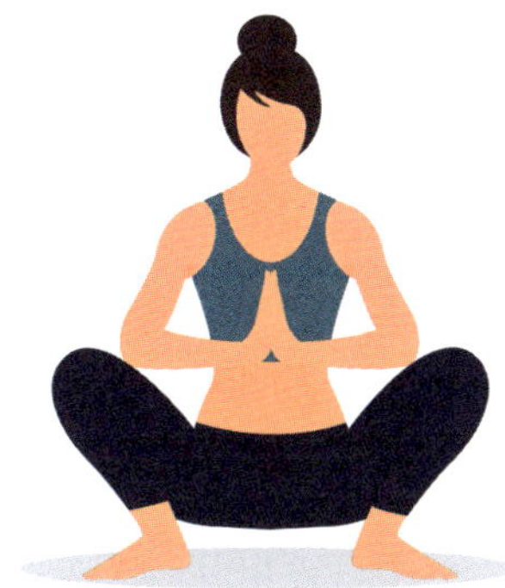

Variante: Mit diesen Hilfsmitteln erleichterst du die die Hocke: Du kannst dir eine Decke unter die Füße legen, falls diese den Boden nicht berühren oder dich auf einem Block oder Kissen absetzen. Du kannst dich alternativ auch mit dem Rücken an eine Wand lehnen.

Alternativpositionen: Libelle, Happy Baby, Frosch, Schmetterling, tiefer Drache
Meridiane: Leber, Niere, Blase
Empfohlene Dauer: 2 bis 3 Minuten
Ausgleichshaltungen: *Shavasana*, Bauchlage, Kindhaltung

Kind

Balasana

Die Kindhaltung ist gleichzeitig eine Yin-Haltung und eine Ausgleichshaltung. Sie ist besonders schön zu Beginn der Praxis, um anzukommen oder auch für zwischendurch. Sie ist ein Ausgleich zu Rückbeugen wie Sphinx oder Seehund, dehnt die Körperrückseite, Fußrücken, Sprunggelenke und Oberschenkel, bei weit geöffneten Beinen auch die Beininnenseiten. Sie beruhigt den Geist und massiert die Bauchorgane.

- Beginne im Fersensitz.
- Lege dann den Oberkörper nach von ab, sodass du in einer Vorbeuge bist. Du kannst die Stirn auf der Matte oder auf einem Block oder Kissen ablegen. Die Arme kannst du entspannt neben dem Körper ablegen oder nach vorn ausstrecken.

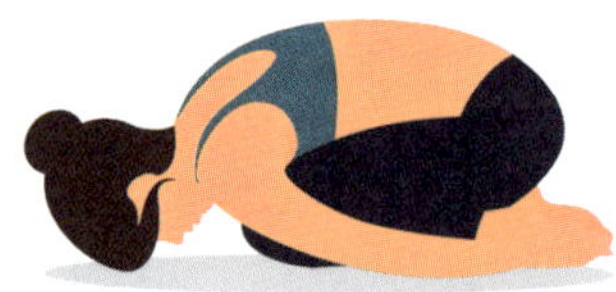

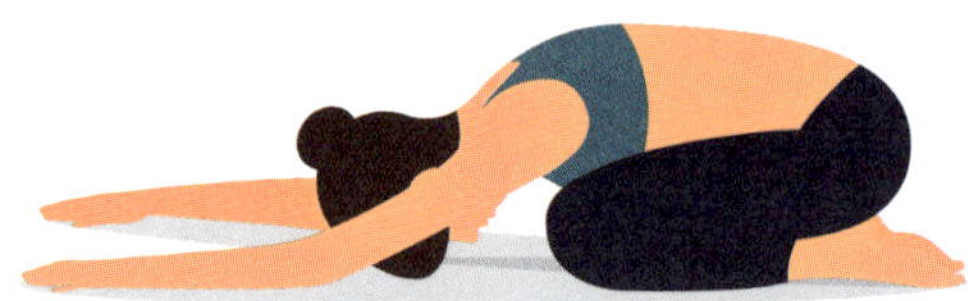

Alternativpositionen: Päckchenhaltung, Raupe
Meridiane: Leber, Niere, Blase, Milz
Empfohlene Dauer: 1 bis 5 Minuten
Ausgleichshaltung: *Shavasana*, Bauchlage

Kuharme

Gomukhasana

Die Position Kuharme mobilisiert und dehnt den Schultergürtel und kann helfen, stressbedingte Anspannung aus dem oberen Körperbereich zu lösen. Sie öffnet den Brustkorb und ist eine ideale Ausgleichsposition für alle, die viel am Computer arbeiten.

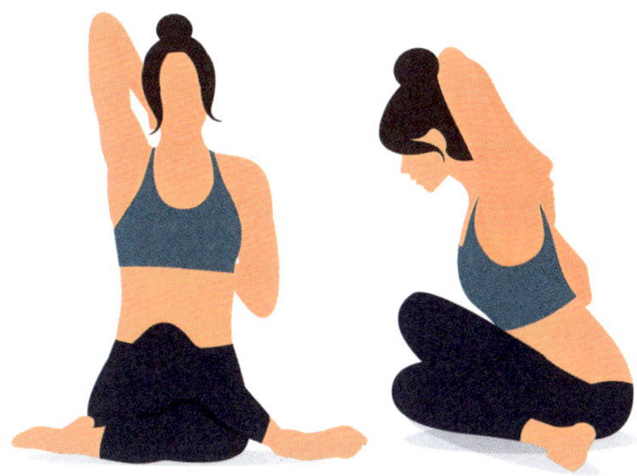

- Komme in eine für dich bequeme Sitzhaltung.
- Strecke den rechten Arm Richtung Decke, beuge den Ellbogen und lege die rechte Handfläche zwischen den Schulterblättern ab.
- Bringe den linken Arm hinter den Rücken, beuge den linken Ellbogen und greife die rechte Hand mit der linken. Falls die Hände sich nicht berühren, kannst du auch einen Gurt oder eine Socke greifen. Halte und wiederhole zur anderen Seite.

Hilfsmittel: bei Bedarf Gurt oder Socke, falls du die Hand nicht greifen kannst

Varianten:

- Die Position kann auch in Rückenlage geübt werden. Lege dazu die obere Hand unter deinen Hinterkopf. Die Hände müssen sich in diesem Fall nicht berühren.
- Bei Schulterproblemen vorsichtig üben, keinesfalls in einen Schmerz hineindehnen.

Alternativpositionen: offene Flügel für die Yin-Meridiane des Oberkörpers, Adlerarme für die Yang-Meridiane
Meridiane: alle Meridiane des Oberkörpers (Herz, Lunge, Perikard, Dünndarm, Dickdarm, Dreifach-Erwärmer)
Empfohlene Dauer: 2 bis 3 Minuten
Ausgleichshaltungen: *Shavasana*, Kindhaltung

Libelle

Upavista Konasana

Die Libelle dehnt die Beininnenseiten und Beinrückseiten und wirkt in der Vorbeuge auch auf den Rücken. Sie wirkt besonders auf den Lebermeridian und hilft uns, auch in stressigen und ärgerlichen Situationen gelassen zu bleiben und uns mit Mitgefühl zu begegnen. Sie ist auch eine wunderbare Position bei Menstruationsbeschwerden. Ziel der Position ist die Dehnung der Beininnenseiten und nicht, möglichst tief nach unten zu kommen! Stresse dich also nicht, wenn dein Oberkörper weiter oben ist.

- Grätsche aus der Sitzhaltung heraus deine Beine so weit, wie es für dich angenehm ist. Setze dich gern auf eine Decke, um die Vorbeuge zu erleichtern.
- Beuge dich nach vorn, der Rücken darf sich runden. Der Kopf darf sanft hängen oder du kannst ihn auf einem oder mehreren Blöcken abstützen.

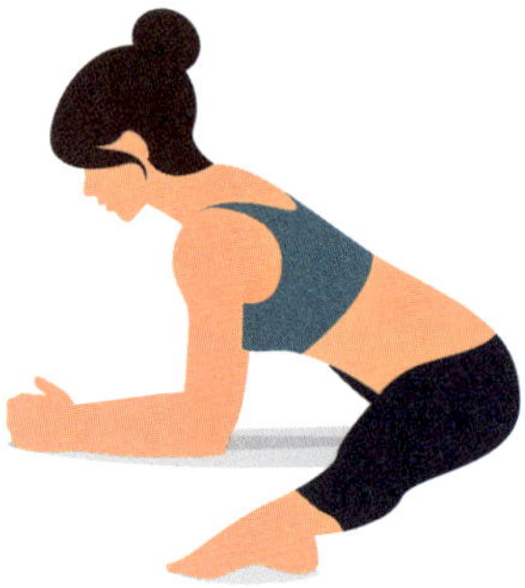

Varianten:

- Du kannst dir Blöcke oder kleine gerollte Handtücher unter die Knie legen oder auch deine Beine anwinkeln und die Füße aufstellen.
- Alternativ kannst du in den Schmetterling oder den halben Schmetterling kommen.
- Für eine besonders entspannte Haltung übe die liegende Libelle: Lege dich auf deinem Rücken ab und strecke deine gegrätschten Beine in die Luft. Ideal ist es, einen Block oder ein Bolster unter den Po zu legen, dann ist es leichter. Für mehr Unterstützung lege deine Beine an die Wand.

Alternativpositionen: Schmetterling oder halber Schmetterling, Frosch, Hocke, Happy Baby
Meridiane: Leber, Niere, Blase
Empfohlene Dauer: 2 bis 5 Minuten
Ausgleichshaltung: *Shavasana*

Liegender Halbmond

Ardha Chandrasana

Der liegende Halbmond (oder auch die liegende Banane genannt) dehnt auf sehr sanfte Weise die ganze Körperseite und spricht den Gallenblasenmeridian in seinem ganzen Verlauf an. Der seitliche Brustkorb wird sanft geöffnet und die Beinaußenseiten dürfen entspannen. Er ist eine ideale Ausgleichsposition nach dem Laufen oder nach dem Rad Fahren.

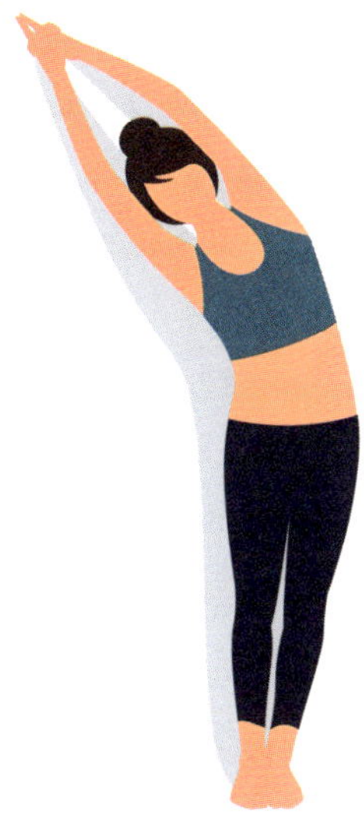

- Lege dich auf deinem Rücken ab und wandere mit deinen Beinen zu deiner linken Seite, bis du eine Dehnung in deiner rechten Körperhälfte spürst. Die Beine können nebeneinander abgelegt oder gekreuzt sein.
- Nimm deine Arme über deinen Kopf und greife deine Ellbogen oder Handgelenke. Halte und wechsele zur anderen Seite.

Variante: Du kannst deine Arme auch auf einer Decke ablegen.

Alternativposition: Seitneige
Meridiane: Gallenblase, Meridiane der Arme
Empfohlene Dauer: 2 bis 5 Minuten je Seite
Ausgleichshaltung: *Shavasana*

Nackendehnung

im *Sukhasana*

Diese Übung schafft Entlastung und Entspannung bei Hals- und Nackenbeschwerden und wirkt auf den Vagusnerv. Ideal bei stressbedingten Nackenbeschwerden und wenn du viel am Computer arbeitest.

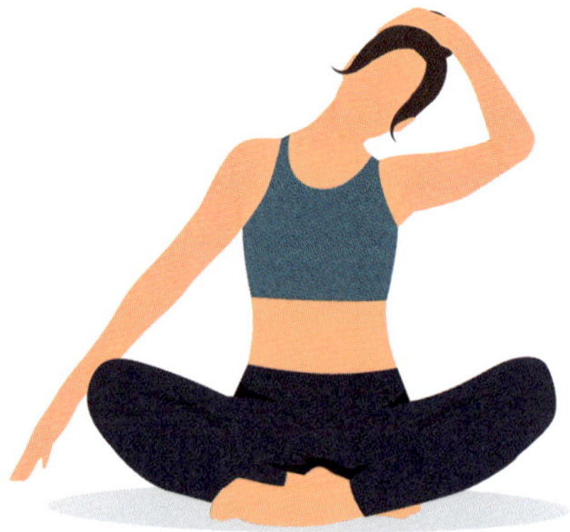

- Finde einen angenehmen Sitz und lasse das linke Ohr ein wenig zur linken Schulter sinken.
- Strecke den rechten Arm seitlich aus, um die Dehnung in der rechten Seite deines Hals-, Schulter- und Nackenbereiches zu verstärken.
- Greife mit der linken Hand über den Kopf und lege sie an dein rechtes Ohr. Vermeide aber, zusätzlichen Druck auszuüben – das Gewicht der Hand allein genügt. Halte diese Position und wechsle zur anderen Seite.

Varianten:

- Anstatt dein Ohr zu greifen, kannst du auch den linken Arm hinter deinen Rücken legen und den rechten Arm greifen. Du kannst auch die Position des Kopfes ein wenig verändern, um die Dehnung anzupassen.
- Vorsicht bei Hals- und Nackenproblemen. Gehe achtsam in die Übung, ohne Druck auszuüben. Sollten Schmerzen oder Schwindel auftreten, beende bitte sofort die Übung.

Meridiane: Gallenblase, Blase, Magen, Dünndarm, Dickdarm, Dreifach-Erwärmer

Empfohlene Dauer: 1 bis 3 Minuten je Seite

Ausgleichshaltung: Nachspüren im Sitzen oder *Shavasana*

Nadelöhr

Sucirandhrasana

Das Nadelöhr dehnt auf sanfte Weise die Hüften und die Po-Außenseiten, die Außenseiten des Oberschenkels sowie den unteren Rücken. Sie ist eine ideale Ausgleichsposition für alle, die viel laufen oder Rad fahren, aber auch für sitzende Tätigkeiten. Die Position ist auch eine angenehme Alternative zum Schwan oder zum Schnürsenkel, vor allem bei Knieproblemen.

- Lege dich auf den Rücken und stelle beide Beine angewinkelt auf.
- Lege nun den rechten Fuß über dem linken Knie oder Oberschenkel ab. Falls du hier bereits eine Dehnung in der Po-Außenseite des rechten Beins spürst, kannst du hier bleiben.
- Oder du greifst zwischen deinen Beinen hindurch und ziehst den linken Oberschenkel zu dir heran. Für mehr Intensität kannst du auch stattdessen dein linkes Schienbein greifen. Halte und wiederhole zur anderen Seite.

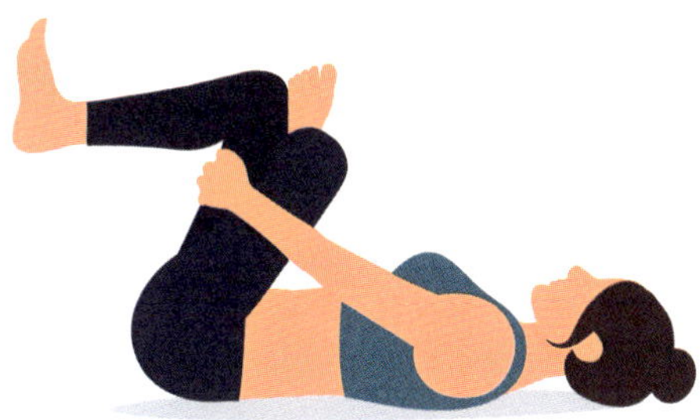

Varianten:

- Das untere Bein kannst du auch auf dem Boden abgestellt lassen, oder du legst dir einen Block unter den Fuß.
- Bei Nackenbeschwerden lege dir eine Decke oder ein Kissen unter den Kopf.
- Falls du deine Knie nicht greifen kannst, kannst du auch einen Gurt benutzen. Du kannst auch die Wand benutzen: Dazu stellst du den unteren Fuß gegen die Wand. Somit können deine Arme entspannt liegen.

Alternativpositionen: Schwan, Reh
Meridiane: Gallenblase, möglicherweise auch Blase
Empfohlene Dauer: 2 bis 5 Minuten pro Seite
Ausgleichshaltung: *Shavasana*

Offene Flügel

Supta Parivrtta Vrschikasana

Diese Position ist eine wunderbare Mobilisation für die Schultern und eine Öffnung des Brustkorbes, ein Bereich, der durch viel Stress sehr verspannt sein kann. Sie ist ideal, wenn du viel mit deinen Händen arbeitest, viel am Computer sitzt oder eine Sportart betreibst, bei der der Oberkörper stark beansprucht wird.

- Lege dich auf den Bauch und strecke den rechten Arm zur Seite, sodass die Handfläche nach unten zeigt.
- Lege deinen Kopf sanft seitlich auf der Matte oder einem Block oder kleinem Kissen ab. Stütze deine linke Hand neben deinem Körper ab und rolle dich auf deine rechte Körperseite, sodass du eine angenehme Dehnung auf der rechten Brust- und Schultervorderseite sowie an der rechten Arminnenseite spürst. Bei Bedarf lege dir deine Decke unter dem Brustkorb ab. Je weiter du dich zur rechten Seite neigst, desto intensiver wird die Haltung. Halte und wiederhole zur anderen Seite.

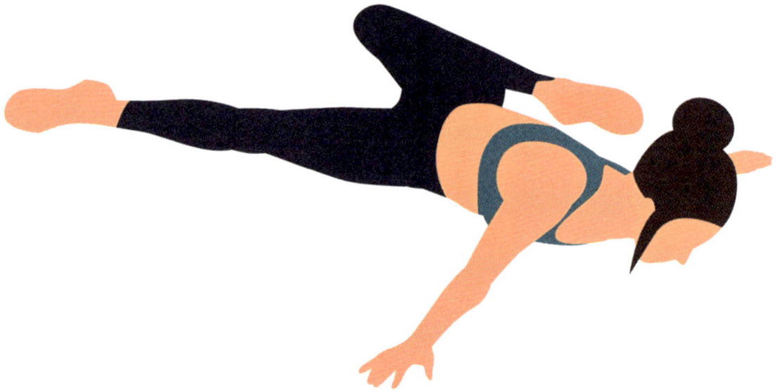

Varianten:

- Für eine mildere Variante bleibe auf der Seite liegen und polstere gegebenenfalls den Brustkorb höher mit einer Decke.
- Für eine intensivere Variante kannst du das obere Bein hinter deinem Körper aufstellen und den vorderen Arm hinter deinen Körper nehmen.
- Der seitliche Arm kann auch gebeugt sein.
- Falls du nicht auf dem Bauch liegen kannst oder möchtest, zum Beispiel in der Schwangerschaft, kannst du dich auch neben eine Wand knien und deinen Arm nach hinten an die Wand angelehnt stützen. Bewege deinen Arm wie einen Zeiger an der Uhr an der Wand entlang, bis du einen für dich angenehmen Winkel gefunden hast. Diese Übung nennt sich auch die Wanduhr.
- Bei Schulterproblemen vorsichtig üben, keinesfalls in einen Schmerz hineindehnen. Du solltest die Übung an der Vorderseite spüren. Falls du einen Schmerz an der Rückseite spürst, modifiziere diese Übung, denn dann handelt es sich um eine unerwünschte Kompression.

Alternativpositionen: öffnende Herzstellung, Fisch
Meridiane: Herz, Lunge, Perikard
Empfohlene Dauer: 1 bis 3 Minuten pro Seite
Ausgleichshaltung: *Shavasana*

Öffnende Herzstellung

Anahatasana

Die öffnende Herzstellung, oder auch das schmelzende Herz genannt, öffnet den Brustkorb und die Schultervorderseite, dehnt die Zwischenrippenmuskeln, längt den Brustkorb und ist eine Rückbeuge vor allem für den oberen und mittleren Rücken. Sie ist eine ideale Ausgleichsposition nach dem Rad Fahren und für die sogenannte »Smartphone-Haltung«, bei der die Schultern oft stark gerundet und angespannt werden. Sie spricht vor allem die Meridiane der Arminnenseiten sowie der Körpervorderseite an.

- Komme in einen Vierfüßlerstand auf deine Matte.
- Lasse dann deine Arme nach vorn wandern, bis irgendwann deine Stirn auf der Matte landet. Bauch und Brust dürfen in Richtung Boden entspannen, bis das Gefühl einer Hängematte entsteht. Bei Schmerzen an den Rückseiten der Schultern weite deine Arme etwas.

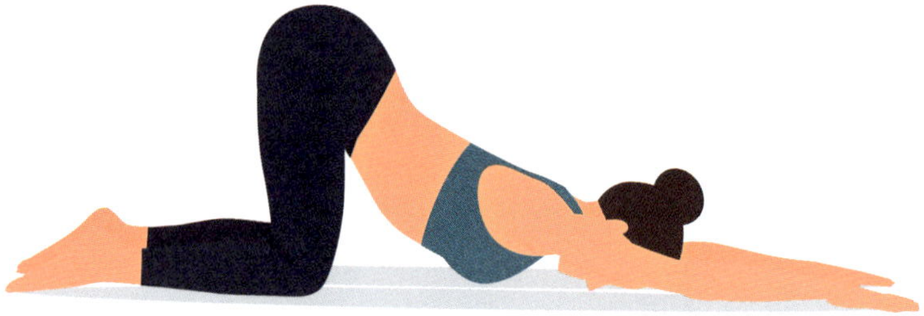

Varianten:

- Für manche ist es angenehm, statt der Stirn das Kinn zur Matte zu bringen (nicht bei Nackenproblemen!).
- Du kannst die Position auch in einer halben Variante üben: Strecke dazu einen Arm aus und lege den anderen angewinkelt unter deiner Stirn ab. Halte und wechsle dann zur anderen Seite.
- Du kannst auch die Arme anwinkeln und die Hände in Gebetshaltung bringen. Lege dann die Hände gefaltet am Hinterkopf ab.
- Du kannst die Position auch an der Wand üben: Knie dich vor eine Wand und lege die ausgestreckten Arme an der Wand ab. Alternativ kannst du sie auch auf einem Stuhl ablegen.
- Bei empfindlichen Knien lege eine gefaltete Decke unter deine Knie.
- Du kannst die Stirn auch auf einem Block oder Kissen ablegen.
- Die Brust darf mit einem Kissen oder Bolster unterpolstert werden.
- Für mehr Intensität kannst du die Arme auf Blöcken ablegen.
- Bei Nackenbeschwerden vorsichtig sein. Lege dir gegebenenfalls ein Kissen unter den Brustkorb. Bei Kribbeln in den Fingern verändere die Position deiner Arme. Bei starkem Bluthochdruck lege deinen Kopf gegebenenfalls etwas höher ab, sodass der Kopf nicht mehr tiefer ist als das Herz (oder übe die Variante an der Wand oder mit dem Stuhl).

Alternativpositionen: offene Flügel, Fisch, Seehund
Meridiane: Herz, Lunge, Perikard, Milz, Magen, Niere, Blase
Empfohlene Dauer: 2 bis 5 Minuten
Ausgleichshaltungen: *Shavasana*, Kindhaltung, Bauchlage

Gedrehte öffnende Herzstellung

Parivrtta Uttana Shishosana

Die gedrehte öffnende Herzstellung bringt eine sanfte Drehung in den Bereich der Brustwirbelsäule und mobilisiert sanft den Rücken.

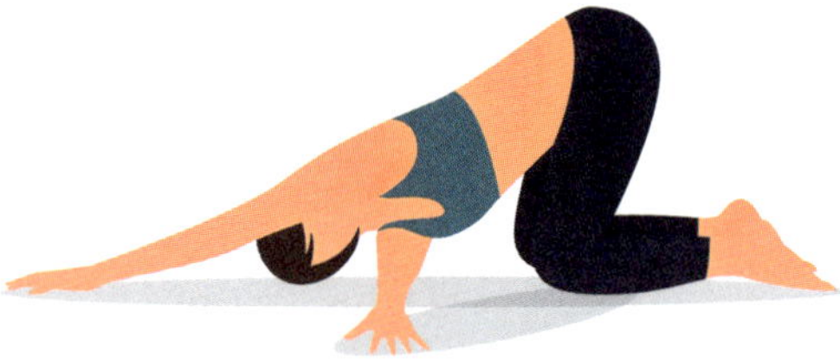

- Komme in den Vierfüßlerstand, beide Hände unter deinen Schultern.
- Strecke dann den rechten Arm zur Seite aus und fädele ihn unter deiner linken Schulter hindurch.
- Lege deinen Kopf sanft zur rechten Seite ab, du kannst ihn auch auf einer gefalteten Decke ablegen.
- Strecke dann den linken Arm nach vorn aus.
- Halte und wechsle dann zur anderen Seite.

Varianten:

- Der linke Arm kann auch auf dem Rücken abgelegt sein.
- Für den rollenden Panda strecke das linke Bein zur Seite aus und rolle dich ein wenig zu deiner rechten Seite.
- Bei empfindlichen Knien lege eine Decke unter.
- Du kannst bei Bedarf ein Kissen, eine Decke oder einen Block unter deinem Kopf ablegen.

Alternativposition: Adlerarme
Meridiane: Dünndarm, Dreifach-Erwärmer, Dickdarm
Empfohlene Dauer: 1 bis 3 Minuten pro Seite
Ausgleichshaltungen: *Shavasana*, Bauchlage, Kind

Raupe

Paschimottasana

Die Raupe ist eine sitzende Vorwärtsbeuge, die die ganze Körperrückseite und den Blasenmeridian in seinem ganzen Verlauf dehnt. Sie beruhigt den Geist und massiert die Verdauungsorgane.

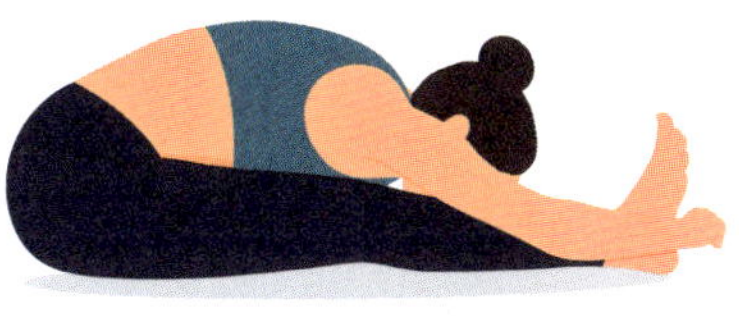

- Setze dich auf deine Matte, am besten etwas erhöht auf eine gefaltete Decke. Die Beine sind ausgestreckt oder leicht gebeugt, sie können enger oder weiter auseinander sein.
- Beuge dich nach vorn, der Rücken darf sich runden. Es ist nicht wichtig, wie tief du nach unten kommst. Die Arme und die Füße können locker zur Seite fallen. Deinen Kopf kannst du auf Blöcken oder Kissen ablegen.

Varianten:
- Bei Bandscheibenproblemen lasse den Rücken eher gestreckt und halte nicht ganz so lange. Dann ist es zwar keine Dehnung mehr für den Rücken, wohl aber für die Beinrückseiten.
- Bei sehr stark verspannten Beinrückseiten kannst du die Füße auch aufgestellt lassen und in eine Kutscherhaltung kommen.
- Du kannst die Position auch »umdrehen«: entweder in Rückenlage als Wasserfallposition oder im Stehen als stehende Vorbeuge
- Du kannst dir auch zwei gerollte Handtücher, Blöcke oder ein Bolster unter die Knie legen.
- Den Kopf kannst du auf einem Turm aus Blöcken vor dir abstützen.
- Um die Rundung des Rückens zu unterstützen und für eine zusätzliche Bauchmassage lege dir ein Bolster längs oder quer auf den Oberschenkeln ab.

Alternativpositionen: stehende Vorbeuge, Kind, Wasserfall, Schmetterling oder halber Schmetterling, Libelle, halber Schnürsenkel
Meridiane: Blasenmeridian in seinem gesamten Verlauf
Empfohlene Dauer: 3 bis 5 Minuten
Ausgleichshaltung: *Shavasana* in Rückenlage oder Bauchlage

Unterstützte Schulterbrücke

Setu Bandha Sarvangasana

Die Regenbogenbrücke ist eine unterstützte Rückbeuge. Sie bringt eine gewollte Kompression in den unteren Rücken, um die natürliche Krümmung der Wirbelsäule wiederherzustellen. Sie dehnt die Körpervorderseite und den Hüftbeuger.

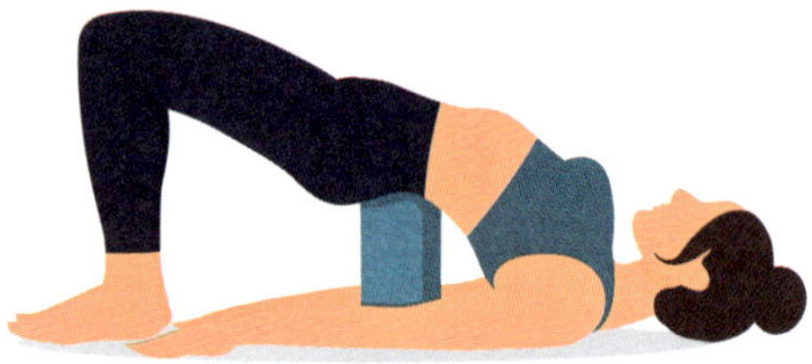

- Beginne in einer Rückenlage mit angewinkelten Beinen.
- Hebe dann dein Becken an und lege dir einen Block, ein Kissen oder ein Bolster unter dem Kreuzbein ab. Wichtig: die Unterlage nicht in den unteren Rücken legen, sondern unter das Kreuzbein beziehungsweise das Gesäß.
- Strecke nun langsam deine Beine nach vorn aus. Für eine mildere Variante lasse die Beine aufgestellt. Je höher dein Block oder dein Kissen ist, desto intensiver ist die Position.
- Für mehr Intensität und um die Armmeridiane anzusprechen, lege die Arme hinter deinem Rücken ab.

Alternativpositionen: Sphinx, Seehund
Meridiane: Magen, Milz, Niere
Empfohlene Dauer: 3 bis 5 Minuten
Ausgleichshaltung: *Shavasana*

Schmetterling

Baddha Konasana

Der Schmetterling ist eine sitzende Vorbeuge, die gleichzeitig auch die Beininnenseiten dehnt. Für viele ist diese Position leichter zugänglich als die Raupe oder die Libelle. Sie beruhigt den Geist, wirkt positiv auf die Nieren und regulierend bei Menstruationsbeschwerden.

- Setze dich mit angewinkelten Beinen auf den Boden, bei Bedarf gern erhöht auf eine gefaltete Decke.
- Bringe nun deine Fußsohlen aneinander und lasse die Beine so weit nach vorn gleiten, wie es für dich angenehm ist. Dein Rücken darf sich dabei runden. Die Arme können locker zur Seite hängen.

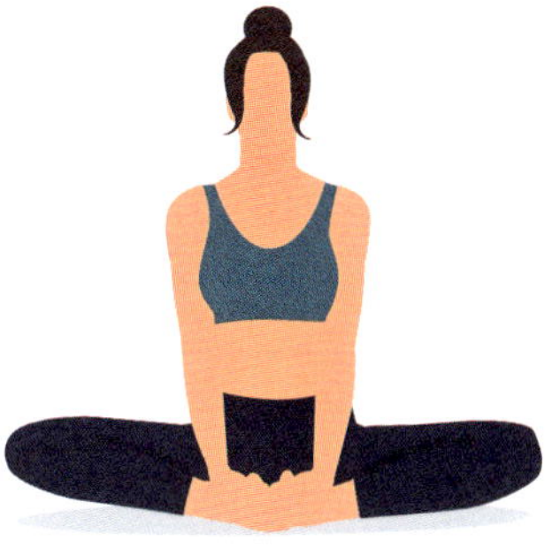

Varianten:

- Wenn du deine Arme unter den Beinen hindurchfädelst, hast du noch eine zusätzliche Stimulation für die Armmeridiane. Diese Position ist die Schildkröte.
- Spiele mit der Position der Beine, um die Haltung mehr oder weniger intensiv zu machen.
- Bei Bandscheibenproblemen lasse den Rücken eher gestreckt und halte nicht ganz so lange. Dann ist es vor allem eine Dehnung für die Beininnenseiten.
- Um die Vorwärtsbeuge zu erleichtern, setze dich auf eine gefaltete Decke oder lege dir einen Block oder ein Bolster unter die Stirn oder die Knie.
- Setze dich mit Blick Richtung Wand und lege dich auf den Rücken, die äußeren Fußkanten sind in Schmetterlingsposition gegen die Wand gestützt.

Alternativpositionen: Libelle, halber Schmetterling, liegender Schmetterling, Frosch, Hocke, Happy Baby, Raupe (Vorbeuge)
Meridiane: Leber, Niere, Blase
Empfohlene Dauer: 2 bis 5 Minuten
Ausgleichshaltung: *Shavasana*

Halber Schmetterling

Janu Sirsasana

Der halbe Schmetterling dehnt die Rückseite des gesteckten Beins, die Innenseite des angewinkelten Beins und den unteren Rücken auf der Seite des angewinkelten Beins.

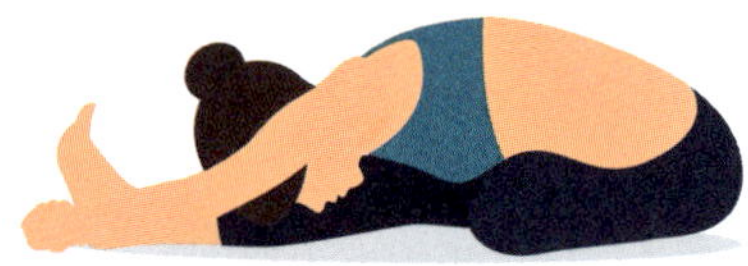

- Aus einer sitzenden Haltung strecke ein Bein nach vorn aus. Winkle das andere Bein an und lege den Fuß an den Oberschenkel des ausgestreckten Beines.
- Beuge dich dann nach vorn entweder über das gestreckte Bein oder gerade nach vorn zwischen beide Beine. Der obere Rücken darf sich runden.

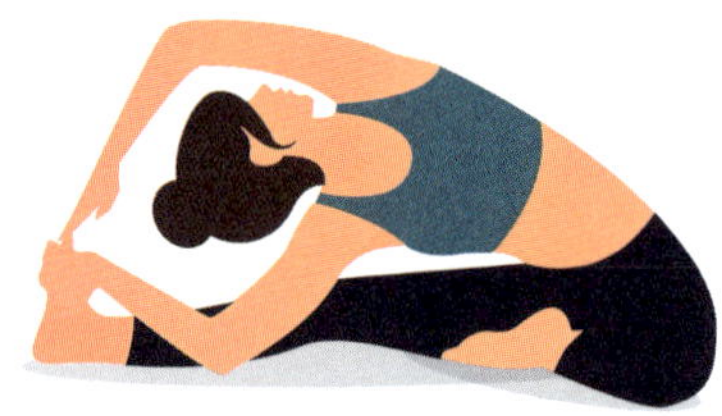

Varianten:

- Das angewinkelte Bein kann alternativ auch wie beim Frosch nach hinten abgelegt sein (halber Frosch).
- Der Oberkörper kann auch in eine Seitneige kommen. Stütze dazu deinen Ellbogen auf dem gestreckten Bein ab und drehe den Oberkörper in eine Seitneige zum gestreckten Bein hin auf. Stütze den Kopf in deine Hand ab. Alternativ kannst du den Ellbogen auch auf einem Block oder Bolster neben deinem gestreckten Bein abstützen. Der andere Arm kann locker zur Seite hängen oder für eine intensivere Variante über den Kopf hängen.
- Mit diesen Hilfsmitteln unterstützt du die Haltung: Setze dich erhöht auf eine Decke. Das erleichtert die Vorbeuge. Deinen Kopf kannst du gern auch auf einem Block oder Kissen abstützen.

Alternativpositionen: Libelle, Raupe
Meridiane: Leber, Niere, Milz, Magen, Blase, Gallenblase (in der Seitbeuge)
Empfohlene Dauer: 2 bis 5 Minuten
Ausgleichshaltung: *Shavasana*

Liegender Schmetterling

Supta Baddha Konasana

Der liegende Schmetterling öffnet die Hüfte und die Leisten und wirkt besonders regulierend bei Menstruationsbeschwerden. Im Gegensatz zum sitzenden Schmetterling findet hier keine Dehnung der Körperrückseite statt. Diese Übung kann auch mit erhöhtem Oberkörper geübt werden, dann ist es gleichzeitig eine herzöffnende Position, die stimmungsaufhellend wirken kann.

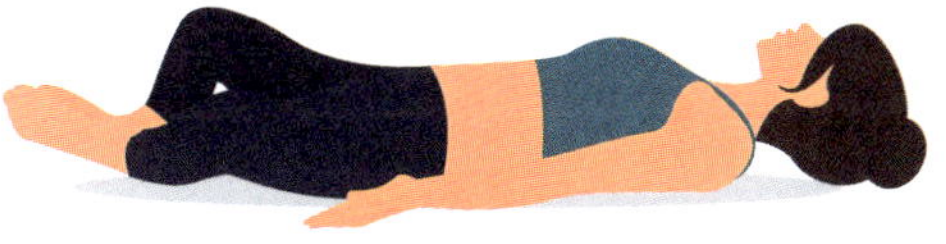

- Lege dich entweder aus dem sitzenden Schmetterling nach hinten ab oder bringe aus der Rückenlage heraus die Füße aneinander.
- Den Oberkörper kannst du auf dem Boden ablegen oder für eine zusätzliche Herzöffnung auf einem Bolster oder zwei Blöcken ablegen. Bei Bedarf lege dir gern Blöcke unter die Knie. Die Arme kannst du seitlich neben dir ausbreiten oder über den Kopf nehmen.

Alternativpositionen: liegende Libelle, Schmetterling, Happy Baby, Fisch, offene Flügel, öffnende Herzstellung
Meridiane: Leber, Niere
Empfohlene Dauer: 2 bis 5 Minuten
Ausgleichshaltung: *Shavasana*

Schnürsenkel

Gomukhasana

Der Schnürsenkel öffnet die Hüften, dehnt die Beinaußenseiten und die Gesäßmuskulatur des oberen Beins.

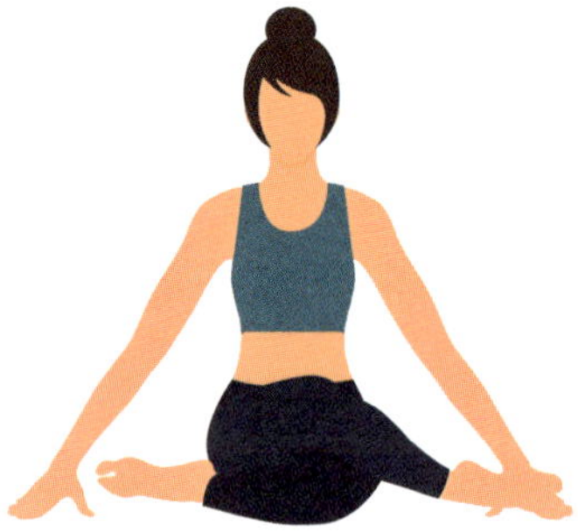

- Aus dem Vierfüßlerstand bringst du ein Knie zwischen deine Hände, das andere Knie dahinter und setzt dich dann zwischen deine Fersen zurück.
- Aus einer sitzenden Position winkelst du beide Beine an und legst sie übereinander.

Varianten:

- Setze dich auf ein Kissen, einen Bolster oder einen Block.
- Bei schmerzhaftem Druck auf die Auflagefläche deiner Beine: Lege ein kleines Handtuch oder eine Decke zwischen deine Beine.
- Du kannst in die Vorbeuge kommen oder erhöht sitzen bleiben.
- Du kannst die Arme neben dem Körper ablegen oder in die Position der Adlerarme oder des Kuhgesichts kommen.
- Für den halben Schnürsenkel lasse das untere Bein ausgestreckt.

Alternativpositionen: Schwan, Reh, Nadelöhr
Meridiane: Gallenblase, Leber, in der Vorbeuge auch Blase
Empfohlene Dauer: 2 bis 5 Minuten pro Seite
Ausgleichshaltung: *Shavasana*

Seitneige

Parshva Sukhasana

Diese Position öffnet den seitlichen Brustkorb und dehnt die Zwischenrippenmuskeln. Sie ist sowohl zum Mobilisieren vor der Yin-Yoga-Praxis geeignet als auch als eigene Yin-Yoga-Position. Du kannst sie wunderbar mit verschiedenen Beinpositionen kombinieren: zum Beispiel Schneidersitz, Fersensitz, Schnürsenkel, halber Schmetterling.

- Komme in einen Sitz deiner Wahl und beuge dich zu deiner rechten Seite hin.
- Stütze dich mit deiner rechten Hand neben dem Körper ab und nimm den linken Arm über den Kopf. Alternativ kannst du den rechten Ellbogen auch auf einem Block oder Bolster abstützen und mit der rechten Hand den Kopf unterstützen.

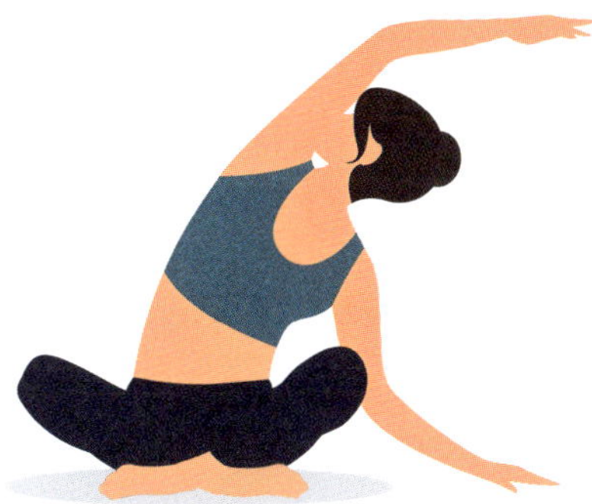

Alternativpositionen: liegender Halbmond, halber Schmetterling mit Seitneige
Meridiane: Gallenblase, Meridiane der Arme
Empfohlene Dauer: 1 bis 3 Minuten je Seite
Ausgleichshaltung: *Shavasana*

Schwan und schlafender Schwan

Kapotasana

Der Schwan dehnt die Vorderseite des Körpers, den Hüftbeuger des hinteren Beines und ist eine leichte Rückbeuge. Es kann sein, dass du auch eine Dehnung in der Po-Außenseite spürst, vor allem wenn du dich weiter nach vorn lehnst (siehe schlafender Schwan). Der schlafende Schwan dehnt vor allem die Po- und Oberschenkel-Außenseite. Diese Position ist ideal, wenn du viel läufst oder Verspannungen in den Hüften oder im unteren Rücken hast.

- Komme in einen Vierfüßlerstand und bringe das rechte Knie in Richtung der rechten Hand. Das Knie sollte in einem für dich angenehmen Winkel sein, das muss keinesfalls ein 90-Grad-Winkel sein.
- Strecke das linke Bein nach hinten aus. Im Schwan bleibt der Oberkörper aufrecht, du kannst dich mit deinen Händen am Boden, auf Blöcken oder einem Bolster abstützen.

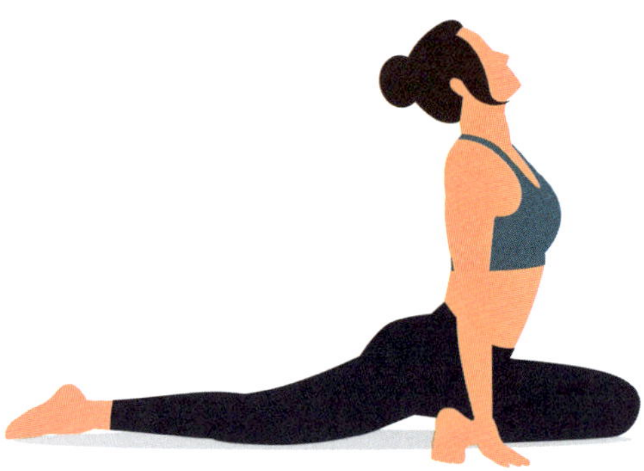

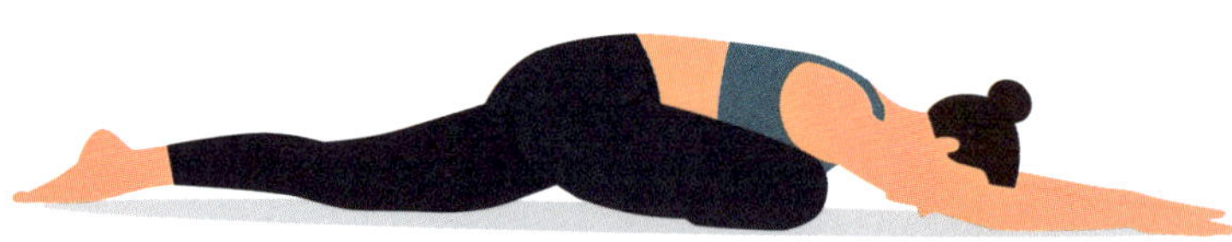

Varianten:

- Für den schlafenden Schwan senkst du den Oberkörper nach vorn Richtung Boden oder auf ein Bolster ab.
- Sollte das Becken vom Boden abheben, kannst du auch einen Block oder ein Kissen unterlegen.

Alternativpositionen:
Schwan: hoher Drache, Regenbogenbrücke, Sphinx, Seehund
schlafender Schwan: Schnürsenkel, Reh, Nadelöhr
Meridiane:
Schwan: Magen, Milz, Niere
schlafender Schwan: Gallenblase, Leber, Blase
Empfohlene Dauer:
Schwan: 1 bis 3 Minuten pro Seite
schlafender Schwan: 2 bis 5 Minuten pro Seite
Ausgleichshaltungen: *Shavasana*, Kind, Bauchlage

Sphinx und Seehund

Salamba Bhujangasana

Die Sphinx und der Seehund sind Rückbeugen, die den unteren Rücken in eine gewünschte Kompression bringen, um die natürliche Krümmung der Lendenwirbelsäule wiederherzustellen. Die Position dehnt die Körpervorderseite, vor allem den Oberkörper bis hin zum Hüftbeuger und den Leisten (stärker im Seehund). Sie stimuliert die Nieren und die Nebennieren.

- Aus der Bauchlage lege deine Unterarme auf dem Boden ab. Meist ist es am angenehmsten, wenn die Ellbogen direkt unter den Schultern sind. Du kannst aber auch die Arme etwas weiter nach vorn nehmen oder die Unterarme vor deinem Körper ablegen und den gegenseitigen Ellbogen greifen. Das ist die Position der Sphinx. Der Kopf kann nach vorn sinken oder in den Nacken gelegt sein (nicht bei Nackenbeschwerden!).
- Für mehr Intensität kannst du deine Arme ausstrecken und in den Seehund kommen. Die Dehnung der Körpervorderseite und die Kompression im Unterkörper werden so stärker. Du kannst auch zwischen Sphinx und Seehund wechseln.

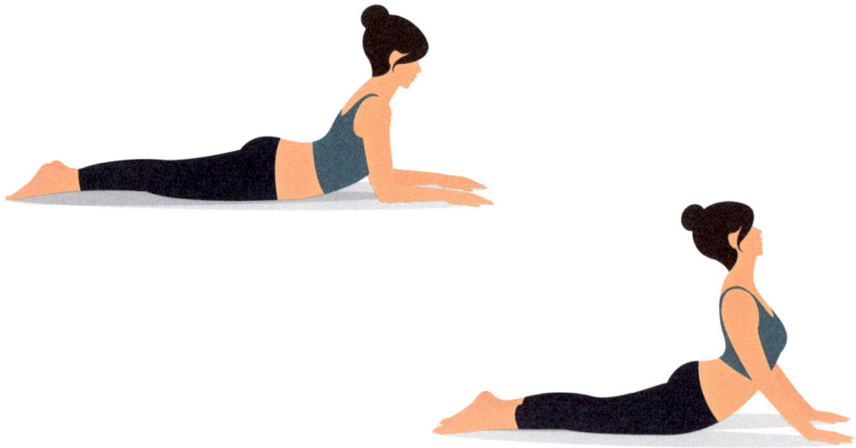

Varianten:

- Für eine entspannte Variante lege in der Sphinx ein Bolster unter die Achselhöhlen, um dich darauf abzustützen.
- Für eine Zwischenposition zwischen Sphinx und Seehund lege deine Unterarme auf Blöcken oder einem Bolster ab oder winkle in der Sphinx die Beine an.
- Für eine sehr intensive Rückbeuge kannst du im Seehund ein Bolster unter die Hüfte legen.
- Sehr schön ist auch eine Kombination aus Sphinx und Frosch: Winkle dazu in der Sphinx jeweils ein Knie an und lege es seitlich ab.
- Der Kopf kann für eine zusätzliche Nackendehnung in den Nacken gelegt sein (nicht bei Nackenproblemen!).
- Bei Problemen im unteren Rücken oder bei Gleitwirbeln vorsichtig üben und eher eine mildere Variante üben. Bei stechenden Schmerzen die Haltung bitte nicht üben.

Alternativpositionen: Regenbogenbrücke, sitzender Schwan, hoher Drache
Meridiane: Magen, Milz, Niere
Empfohlene Dauer: 3 bis 5 Minuten
Ausgleichshaltung: Bauchlage

Verdrehte Wurzeln

Jathara Parivartanasana

Der Twist entspannt die gesamte Wirbelsäule und massiert auf sanfte Weise die Bauchorgane. Die Position wirkt sehr beruhigend und bringt das Nervensystem in Balance. Wenn der Kopf zur Seite gedreht ist, ist diese Position auch eine gute Dehnung für den Nacken.

- Lege dich auf den Rücken, hebe das Becken ein wenig an und lasse die Knie zur Seite fallen (einfacher Twist). Für mehr Intensität kann das untere Bein gestreckt sein.
- Überkreuze deine Beine so, als würdest du auf einem Stuhl sitzen und sie übereinanderschlagen. Der Kopf kann in der Mitte liegen, zur gleichen oder entgegengesetzten Seite abgelegt sein. In diesem Fall dehnst du auch noch deinen Nacken.
- Nachdem du eine Seite geübt hast, begib dich zuerst wieder in die Mitte zurück, spüre kurz nach und wechsle dann zur anderen Seite.

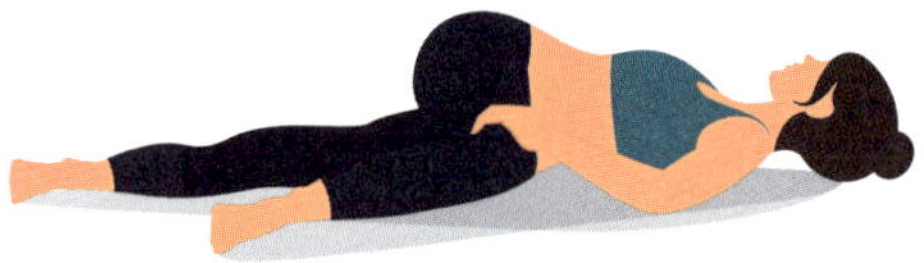

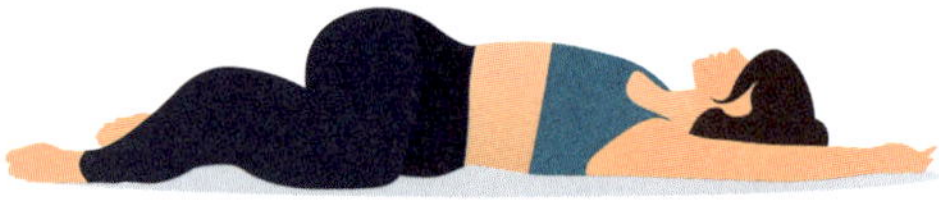

Varianten:

- Du kannst die Intensität und den Zielbereich der Dehnung verändern, indem du die Knie etwas weiter nach oben oder weiter nach unten bringst.
- Die Drehung kann auch im Sitzen geübt werden, dann ist es mehr eine Yang-Drehung. In diesem Fall hältst du die Position nicht so lange, 1 bis 2 Minuten pro Seite.

Alternativpositionen: gedrehte öffnende Herzstellung, in der Schwangerschaft eher eine Seitenlage üben statt einer Drehung
Meridiane: Gallenblase, Blase, gegebenenfalls Meridiane der Arme
Empfohlene Dauer: 2 bis 5 Minuten pro Seite
Ausgleichshaltung: *Shavasana*

Wasserfall

Viparita Karani

Der Wasserfall ist eine sanfte Umkehrhaltung, die das Nervensystem beruhigt, deine Beine nach einem anstrengenden Training oder nach langem Stehen entlastet und den Schlaf verbessern kann.

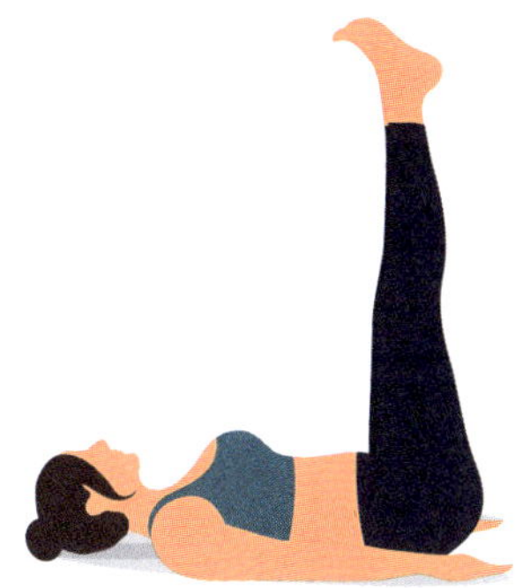

- Lege dich auf den Rücken und platziere deinen Po auf einem Block, einem Kissen oder Bolster.
- Strecke die Beine nach oben zur Decke aus. Wenn du die Beine ohne zusätzliche Unterstützung in die Luft streckst, ist die Übung viel anstrengender, da du nun deine Beine aktiv halten musst.

Varianten:

- Für eine sanfte und entspannende Variante lege deine Beine an der Wand ab.
- Für eine intensivere Variante kannst du in die Position der Schnecke kommen, indem du dein Bolster etwas mehr unter den unteren Rücken schiebst und die Beine über den Kopf nimmst. Achte auf jeden Fall auf deinen Nacken! Bei Nackenproblemen empfehle ich eher die sanftere Wasserfallvariante.
- Wenn du die Beine grätschst, kommst du in die liegende Libelle, eine zusätzliche Dehnung für die Beininnenseiten und den Lebermeridian.

Alternativpositionen: stehende Vorbeuge, Kind, Wasserfall, Libelle, Schmetterling oder halber Schmetterling, halber Schnürsenkel
Meridiane: Blasenmeridian, im Wasserfall vor allem in den Beinrückseiten, in der Schnecke in seinem gesamten Verlauf, in der liegenden Libelle auch der Lebermeridian auf den Beininnenseiten
Empfohlene Dauer: 3 bis 5 Minuten
Ausgleichshaltung: *Shavasana* in Rücken- oder Bauchlage

Zehensitz

Vajrasana

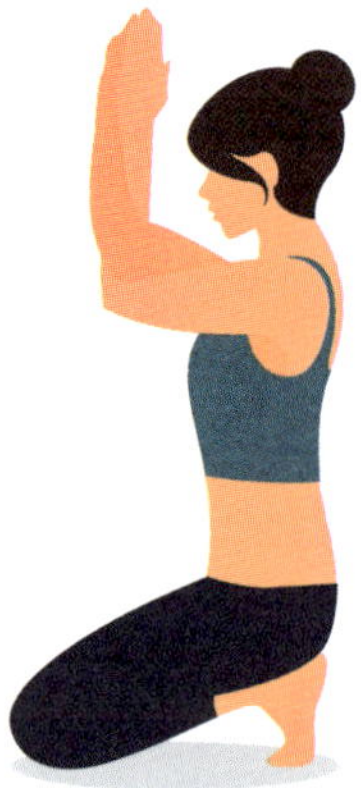

Der Zehensitz kräftigt die Knöchel und dehnt die Zehen und Fußsohlen. Er wirkt auf alle Meridiane des Unterkörpers, die in den Zehen beginnen oder enden. Diese Position ist eine Wohltat für verspannte Füße, kann aber auch sehr intensiv sein. Bei Schmerzen verlasse die Position wieder.

- Beginne im Fersensitz
- Beuge dann die Zehen nach unten. Versuche, auf den Fußballen und nicht auf den Zehenspitzen zu sitzen.

Varianten:

- Wenn die Position zu intensiv ist, stütze deine Hände am Boden ab und lehne dich nach vorn.
- Um die Position zu intensivieren, lehne dich weiter zurück.
- Auf einem Block oder Kissen zu sitzen nimmt etwas Intensität heraus und kann auch für die Knie angenehmer sein.
- Bei empfindlichen Knien lege die Knie auf einer Decke oder einem Kissen ab oder platziere ein gerolltes Handtuch in den Kniekehlen.

Meridiane: alle Meridiane des Unterkörpers: Leber, Gallenblase, Milz, Magen, Niere, Blase
Empfohlene Dauer: 1 bis 3 Minuten
Ausgleichshaltung: Fersensitz, Kindhaltung

Übergangs- und Ruhepositionen

Die folgenden Haltungen sind keine Yin-Yoga-Positionen, sondern Übungen aus dem Hatha Yoga, die wir entweder als Übergangspositionen zwischen zwei Yin-Yoga-Haltungen nutzen oder als Ruhepositionen für die finale Entspannung. Du findest hier auch einige wenige Yang-Yoga-Haltungen oder dynamische Übungen, die wir während der Raunächte praktizieren werden.

Baum

Vrksasana

Der Baum verbessert das Gleichgewicht und die Koordination, fördert die Konzentrationsfähigkeit, beruhigt den Geist und kräftigt Beine, Knöchel und den Rumpf.

- Stehe in der Bergposition. Verlagere das Gewicht auf das rechte Bein.
- Hebe den linken Fuß an und platziere die Sohle entweder an der Innenseite des rechten Oberschenkels, der Wade oder des Knöchels (nicht am Knie).
- Bringe die Handflächen vor deinem Herzen zusammen ins Namasté oder hebe die Arme über den Kopf, die Handflächen zusammen.
- Fixiere einen Punkt vor dir, um das Gleichgewicht zu halten.
- Halte die Position für 5 bis 10 Atemzüge. Wiederhole dann auf der anderen Seite.

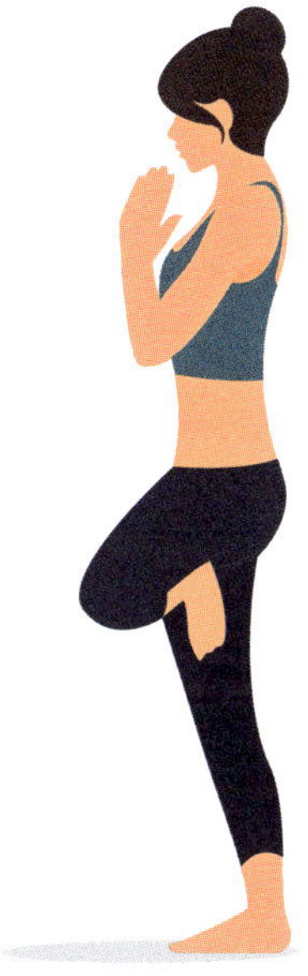

Berg

Tadasana

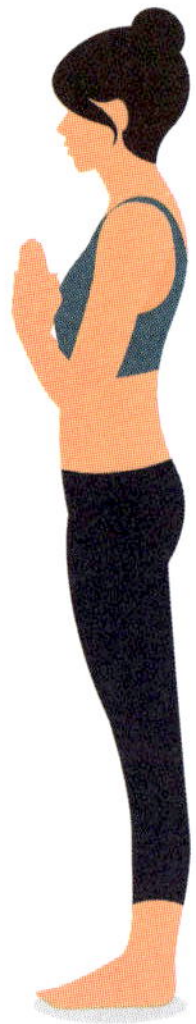

Die Bergposition ist eine Grundposition im Yoga und die Ausgangsposition für den (halben) Sonnengruß. Sie wirkt besonders erdend und zentrierend und kräftigt den ganzen Körper.

- Stelle dich aufrecht hin, die Füße können leicht geöffnet sein, sodass du einen stabilen Stand findest. Stelle dir vor, dass du dich über deine Fußsohlen gut verwurzelst und dass du dich wie durch einen unsichtbaren Faden bis zum Scheitel hin aufrichtest. Deine Arme können neben der Seite hängen oder in Namasté-Haltung vor der Brust abgelegt sein.

Stehender Halbmond

Parsva Tadasana

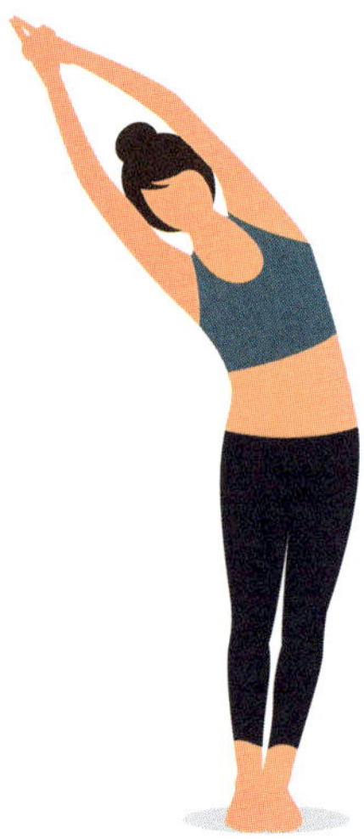

- Aus der Berghaltung strecke deine Arme nach oben und greife mit der linke Hand das rechte Handgelenk.
- Atme ein und dehne dich mit der Ausatmung nach links, sodass du eine Dehnung in deiner rechten Körperseite spürst. Halte einige Atemzüge.
- Komme dann mit der Einatmung wieder zur Mitte und wiederhole zur anderen Seite.

Herabschauender Hund

Adho Mukha Svanasana

Der herabschauende Hund öffnet und streckt die gesamte Körperrückseite, insbesondere Oberschenkelrückseiten und Waden, und kräftigt Arme und Schultern. Diese Position wird oft nach dem Schwan oder nach dem Drachen als sehr wohltuend empfunden.

- Aus dem Vierfüßlerstand stelle deine Zehen auf, schiebe dich vom Boden weg und bringe dein Becken in Richtung Decke.
- Du kannst hier statisch bleiben oder deine Knie abwechselnd beugen und strecken. Es ist nicht schlimm, wenn deine Fersen den Boden nicht berühren!

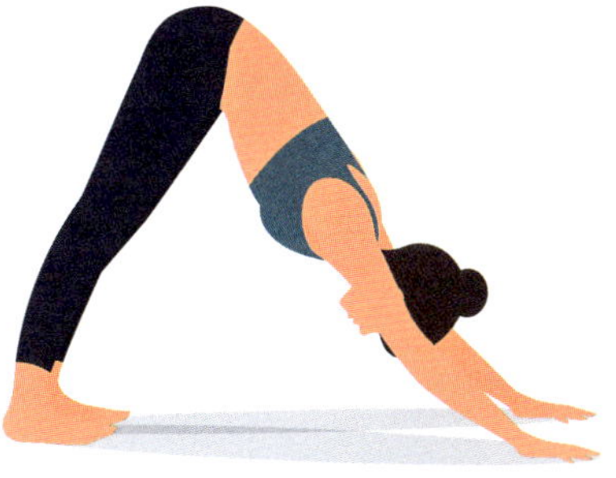

Variante: Deine Hände kannst du auf Blöcken abstützen oder die Arme etwas weiter auseinander nehmen, wenn die Schultern zu sehr in Kompression kommen.

Kamel

Ustrasana

Das Kamel stärkt den Rücken und dehnt die Körpervorderseite.

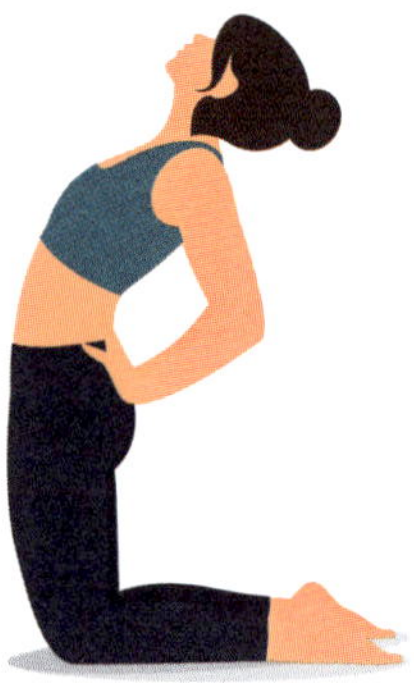

- Komme in einen Kniestand. Bei Bedarf polstere dir deine Knie mit einer Decke ab.
- Schiebe dein Becken und deine Hüfte nach vorn und beuge den Oberkörper nach hinten.
- Stütze deine Hände in deinen Hüften ab. Den Kopf kannst du in den Nacken legen, bei Nackenbeschwerden empfehle ich dir aber, die Halswirbelsäule lang zu lassen und das Kinn in Richtung Brustbein zu senken.

Varianten:

- Für eine mildere Variante bleibe im Fersensitz und stütze deine Hände hinter deinem Rücken ab.
- Für eine intensivere Variante stütze dich mit deinen Händen auf deinen Fersen oder auf Blöcken ab.

Katze-Kuh

Bitilasana Marjaryasana

Diese dynamische Übung ist ideal als Zwischenposition zwischen den einzelnen Yin-Haltungen, um die Wirbelsäule zu mobilisieren. Sie eignet sich auch als Aufwärmübung, wenn du dich vorher steif und unbeweglich fühlst. Sie bringt die Wirbelsäule in eine fließende Vor- und Rückbeuge.

- Aus dem Vierfüßlerstand atme ein und führe ausatmend deinen Rücken wie einen runden Katzenrücken Richtung Himmel (Katze). Dein Blick geht dabei zum Nabel.
- Mit dem Einatmen hebst du den Kopf und schiebst dein Brustbein nach vorn (Kuh). Wiederhole diese Abfolge mehrmals.

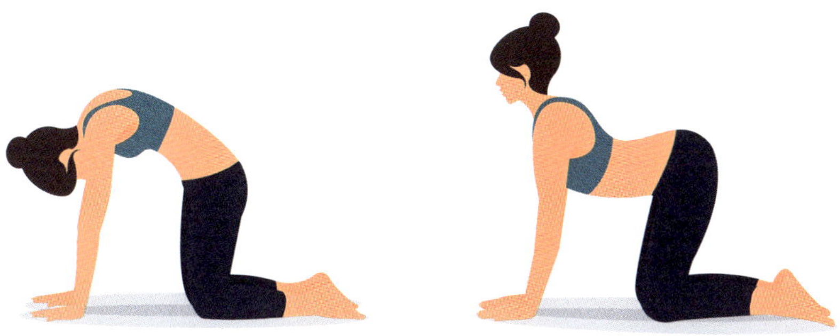

Varianten:

- Bei empfindlichen Knien lege dir eine Decke unter.
- Diese Übung lässt sich auch im Sitzen praktizieren. Beim Ausatmen beugst du hier den Rücken in den Katzenbuckel, beim Einatmen schiebst du das Brustbein nach vorn. Die Beine können im Fersensitz oder in Schneidersitzposition sein.

Päckchen

Apanasana

Die Päckchenhaltung oder Knie-zur-Brust-Haltung ist im Grunde eine umgedrehte Kindhaltung und eignet sich auch als Alternativhaltung, zum Beispiel bei Knieproblemen. Sie massiert den Rücken, massiert die Verdauungsorgane, schafft Geborgenheit und ist eine ideale Ausgleichshaltung nach Rückbeugen und hüftöffnenden Positionen.

- Lege dich auf den Rücken und ziehe deine Knie zur Brust. Du kannst entweder deine Schienbeine fassen oder die Rückseite deiner Kniekehlen oder Oberschenkel. Wenn es für deinen Nacken angenehmer ist, kannst du eine gefaltete Decke unterlegen.

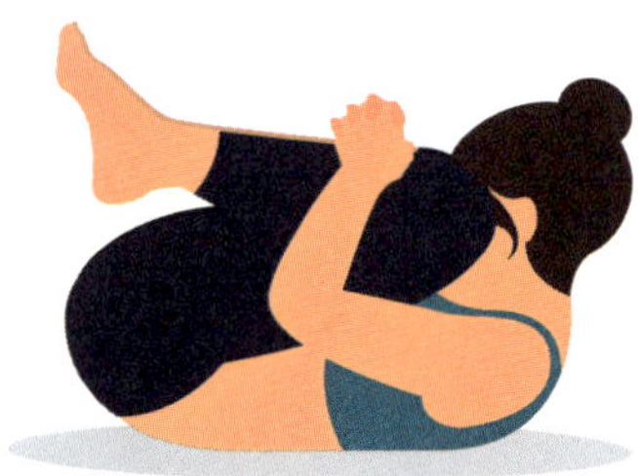

Variante: Die Position funktioniert sowohl statisch als auch dynamisch, indem du kreisförmig den unteren Rücken über den Boden schaukelst.

Entspannte Rückenlage

Shavasana

Shavasana oder die Totenstellung ist die klassische Entspannungshaltung im Yoga. Wir nutzen sie im Yin Yoga am Ende für die Schlussentspannung sowie zwischen den Übungen als neutrale Übung zum Nachspüren des Rebounds (Nachhall der Übung). Nimm dir zwischen den einzelnen Übungen 1 bis 2 Minuten, wenigstens aber 30 Sekunden Zeit, um dem Qi-Fluss im Körper nachzuspüren. Lasse dir am Ende der Übungsreihe 3 bis 10 Minuten Zeit für deine Entspannung.

☾ Klassischerweise wird *Shavasana* in Rückenlage geübt. Lege die Arme und Beine so weit von deinem Körper ab, wie es für dich angenehm ist. Die Handflächen können nach oben oder nach unten, die Füße nach innen oder nach außen zeigen. Wichtig ist, dass die Position für dich bequem und angenehm ist.

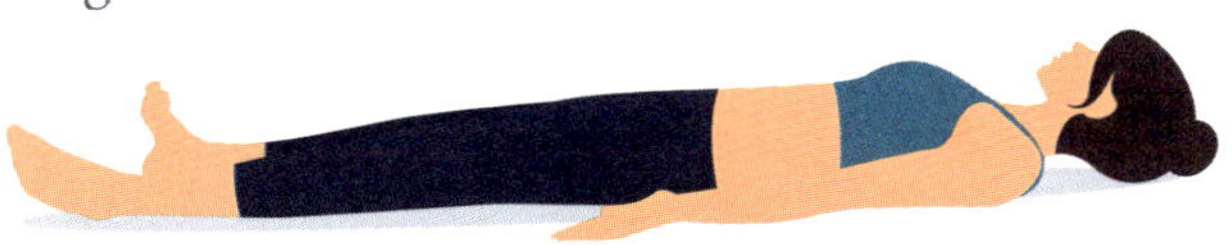

Varianten:

- Bei Problemen mit dem unteren Rücken lege dir gern ein Bolster oder eine gerollte Decke unter die Knie oder komme in die entspannte Rückenlage, bei der die Knie aneinander fallen. Achte darauf, dass dein Körper warm bleibt, bei Bedarf ziehe wärmere Kleidung an oder decke dich zu. Du kannst bei Bedarf auch ein Kissen unter den Kopf legen, um deinen Nacken zu unterstützen oder ein Augenkissen auf die Augen legen.
- Alternativ kannst du auch in eine Bauchlage kommen. Die Arme dürfen dabei nach vorn ausgestreckt sein, die Unterarme als Kopfkissen benutzt werden. Die Bauchlage ist eine leichte Rückbeuge. Probiere aus, was dir am meisten zusagt.
- In der Schwangerschaft solltest du in den späteren Trimestern nicht mehr in Rückenlage gehen. Auch die Bauchlage ist in der Schwangerschaft nicht zu empfehlen. Komme stattdessen in eine bequeme Seitenlage.
- Du kannst auch deine Beine etwas breiter als hüftweit aufstellen und die Knie aneinander fallen lassen.

Halber Sonnengruß

Ardha Surya Namaskar

Der halbe Sonnengruß ist eine kurze Yang-Sequenz, die den ganzen Körper aktiviert und lockert. Auch wenn er im Vergleich zu den Yin-Positionen, die wir üben, eher Yang ist, so hat er doch noch eine gewisse Yin-Qualität im Vergleich zum klassischen Sonnengruß mit herausfordernden Stützhaltungen. Übe diese Sequenz 5- bis 10-mal hintereinander.

- Starte in der Bergposition mit den Händen vor deinem Herzen. Atme durch die Nase ein und aus.
- Mit dem nächsten Einatmen hebe die Arme über den Kopf.
- Atme aus und beuge dich nach vorn. Die Hände können auch auf Blöcken abgestützt sein.
- Atme ein und komme in die halbe Vorbeuge: Der Rücken ist lang (Tischposition). Die Hände können am Boden, auf Blöcken abgestützt oder an den Schienbeinen sein.
- Atme aus und komme wieder zurück in die stehende Vorbeuge.
- Atme ein und hebe die Arme über den Kopf.
- Atme aus und lasse die Hände erneut in Gebetshaltung vor deinem Herzen sinken.

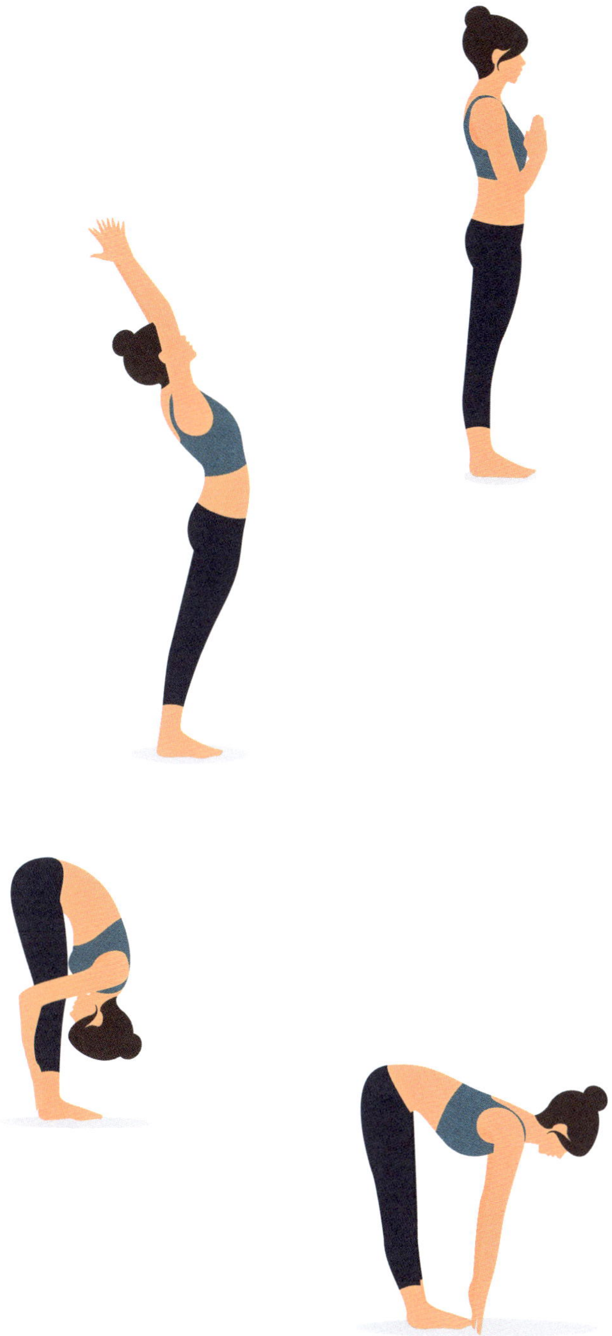

Die besten Meditationshaltungen

Die folgenden Haltungen sind klassische Meditationshaltungen, die du während der Meditationen oder der Atemübungen einnehmen kannst.

Schneidersitz

Sukhasana

Ein klassischer Meditationssitz ist der Schneidersitz, eine Sitzhaltung mit gekreuzten Beinen. Idealerweise sind die Hüften höher als die Knie, um während längerer Mediationen bequem zu sitzen und nicht zu ermüden. Deshalb setze dich gern erhöht hin, auf einen Block, ein Kissen oder eine gefaltete Decke. Bei Bedarf kannst du auch Decken oder Blöcke unter die Knie legen.

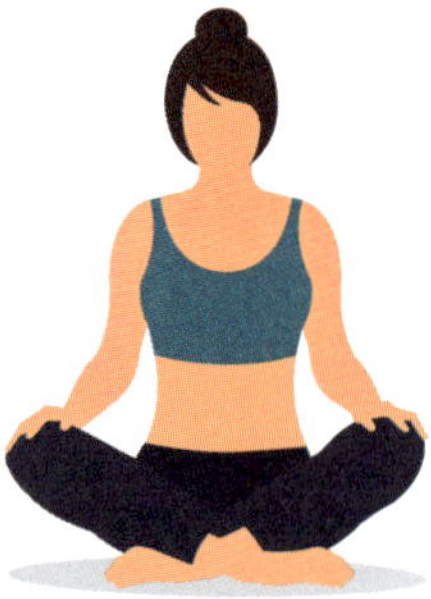

Sollte der Schneidersitz für dich unangenehm sein, weil du Druck in den Hüftgelenken spürst, dann ist der Fersensitz vielleicht eine Alternative.

Fersensitz

Virasana

Diese Position ist wie der Schneidersitz ein klassischer Meditationssitz. Sie dehnt die Oberschenkelvorderseiten und die Fußrücken.

Setze dich in eine kniende Position auf deinen Fersen ab. Alternativ kannst du auch zwischen deinen Fersen sitzen oder dich erhöht auf einen Block oder ein Kissen setzen.

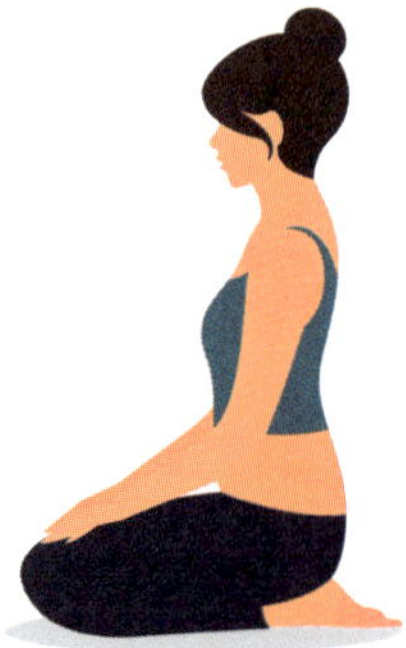

Atemübungen und Meditationen

Hier findest du einige Atemübungen *(Pranayama)* und Meditationen, die wir während der Raunächte praktizieren werden und die deine Yin-Yoga-Praxis abrunden.

Feueratmung

Kapalabhati

Kapalabhati oder auch der Feueratem ist eine sehr kraftvolle Atemtechnik, die Wärme und Energie in den Körper bringt, den Körper entgiftet und als Tagesstart besser wirkt als eine Tasse Kaffee. Gleichzeitig stärkt diese Atmung deine Bauchmuskeln und regt die Verdauung an.

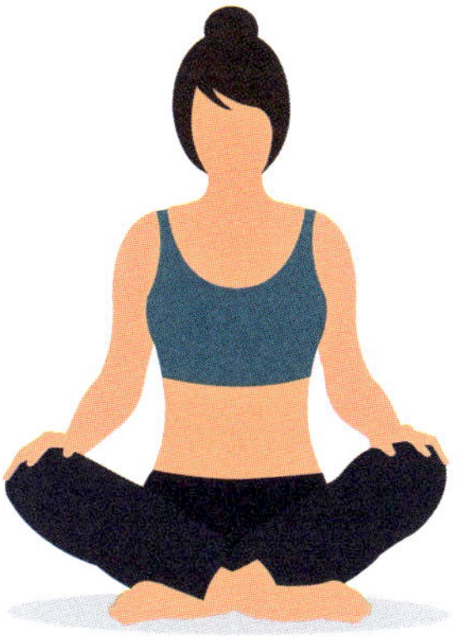

Hinweis: nur auf leeren Magen üben! In der Schwangerschaft, bei starkem Bluthochdruck und auch an den ersten Tagen der Menstruation nicht üben. Übe in diesen Fällen stattdessen die tiefe Bauchatmung.

- Setze dich in einen entspannten Sitz, idealerweise auf einen Block oder ein Kissen, sodass die Knie tiefer sind als die Hüften.
- Nimm einen vollen Atemzug: Atme ein und aus.
- Nun atme ein und beim Ausatmen ziehe den Nabel nach innen in Richtung Wirbelsäule. Fahre fort und konzentriere dich weiter auf diese aktive Ausatmung. Deine Einatmung läuft automatisch und passiv. Nutze beim Ausatmen die Kraft deiner Bauchmuskeln und des Beckenbodens. Du kannst dir bei der Ausatmung vorstellen, dass du deine Nase schnäuzen oder einen Fremdkörper aus der Nase befreien möchtest.
- Fahre nun für 1 bis 3 Minuten fort. Denke daran: Schneller ist nicht besser! Das kraftvolle Ausatmen kann schnell oder langsam passieren. Falls du es noch nie geübt hast, übe eher langsam und kurz.
- Um die Übung zu beenden, halte nach dem Einatmen für einen Moment die Luft an und atme dann entspannt aus. Nimm einige normale Atemzüge, um wieder zu deinem natürlichen Rhythmus zurückzukommen.

Wechselatmung

Nadi Shodana

Die Wechselatmung *(Nadi Shodana)* ist eine Atem- und Reinigungsübung. Wörtlich übersetzt heißt sie »Reinigung der Nadis«. Ein Nadi ist das indische Pendant zu den Meridianen der Traditionellen Chinesischen Medizin (TCM). Bei dieser Übung atmet man abwechselnd durch das linke und rechte Nasenloch ein und aus. Das linke Nasenloch ist dabei unserer femininen Seite, Mondseite oder Yin-Seite zugeordnet, das rechte Nasenloch der maskulinen Seite, Sonnenseite, dem Yang. Sie gleicht damit Yin und Yang in unserem Körper aus.

Diese Atmung gleicht die beiden Körperhälften aus, beruhigt das Nervensystem und sorgt für eine Balance im Energiehaushalt.

- Finde in einen aufrechten Sitz deiner Wahl, gern kannst du dich erhöht auf ein Kissen oder einen Block setzen. Deine Hände ruhen auf deinen Knien. Wenn du magst, bringe sie ins Chin Mudra (Daumen und Zeigefinger berühren sich).
- Atme zunächst über beide Nasenlöcher einige Atemzüge entspannt ein und aus.
- Verschließe nun dein rechtes Nasenloch mit deinem rechten Daumen. Zeige- und Mittelfinger liegen entweder an der Stirn am dritten Auge oder an der Handfläche, der Ringfinger und der kleine Finger liegen am linken Nasenloch.
- Atme nun über das linke Nasenloch ein.
- Verschließe das linke Nasenloch und atme über das rechte aus.
- Atme dann über rechts wieder ein, verschließe das rechte Nasenloch und atme über links wieder aus. Das war ein Durchgang.

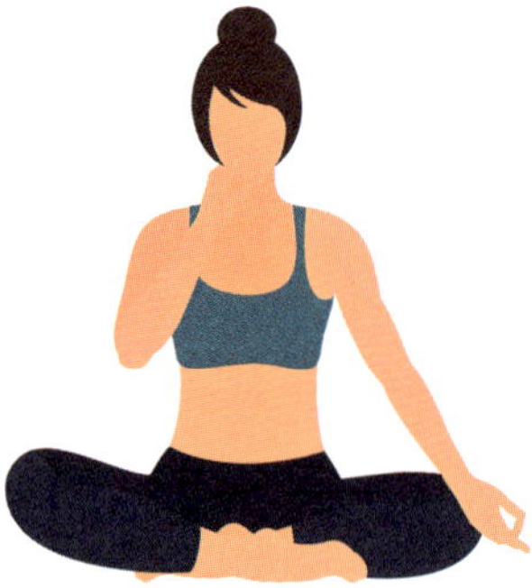

Wiederhole diese Übung einige Male. Stelle dir beim Üben vor, dass der Atem von einem Nasenloch in den Bereich des dritten Auges zwischen deinen Augenbrauen fließt und von dort wieder aus dem anderen Nasenloch ausströmt.

Beende die Übung dann, indem du über das linke Nasenloch einatmest und über beide ausatmest.

Variationen:
- Sollte die linke Hand deine dominante Hand sein, kannst du die Übung auch mit der linken Hand üben. In dem Falle liegt der linke Ringfinger am rechten Nasenloch, der linke Daumen am linken Nasenloch.
- Sollte es für dich unangenehm sein, die Nase zu verschließen, kannst du auch eine gedankliche Wechselatmung machen, indem du den Fluss des Atems durch die Nasenlöcher visualisierst, anstatt aktiv die Nasenlöcher zuzuhalten.
- Fortgeschrittene können auch kurze Atempausen zwischen dem Ein- und Ausatmen praktizieren.

Empfohlene Dauer: 2 bis 5 Minuten

Löwenatmung

Simha Pranayama

Der Löwenatem wirkt reinigend und hilft, Stress und Spannungen abzubauen. Er stärkt die Stimmbänder, verbessert die Atemkapazität und fördert eine tiefe, vollständige Atmung.

- Komme in den Vierfüßlerstand oder den Fersensitz.
- Lege deine Hände auf die Oberschenkel oder am Boden ab.
- Atme durch die Nase ein und öffne dabei weit deine Augen.
- Beim Ausatmen strecke die Zunge so weit wie möglich heraus und mache einen kräftigen »Ha«-Laut. Wiederhole diese Übung einige Male.

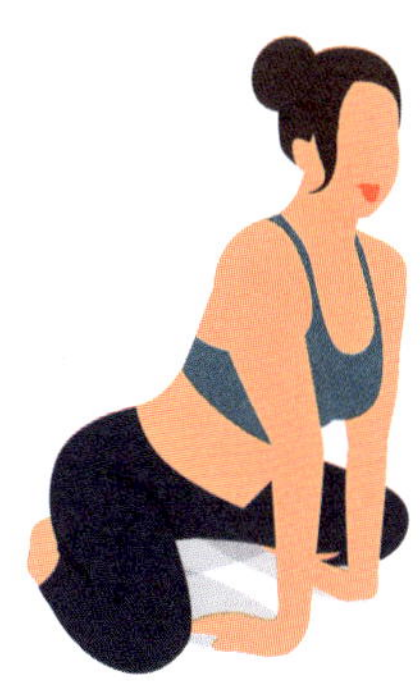

Tiefe Bauchatmung

Adham Pranayama

Die tiefe Bauchatmung wirkt sehr entspannend und reduziert Stress. Sie stärkt das Zwerchfell und die Atemmuskulatur, verbessert die Sauerstoffversorgung des Körpers und unterstützt eine gesunde Verdauung durch sanfte Massage der Bauchorgane.

- Lege dich auf den Rücken oder setze dich bequem hin.
- Lege eine Hand auf deinen Bauch und die andere auf deine Brust.
- Atme tief durch die Nase ein und spüre, wie sich dein Bauch hebt, während die Brust ruhig bleibt.
- Atme langsam aus und spüre, wie sich der Bauch senkt. Konzentriere dich darauf, deine Atmung zu verlangsamen und zu vertiefen.

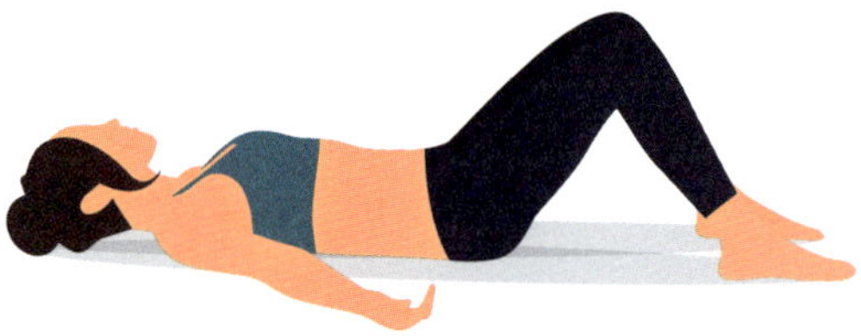

Empfohlene Dauer: 5 bis 10 Minuten

Metta-Meditation

Die Metta-Meditation, auch bekannt als die Meditation der liebenden Güte, ist eine Praxis aus dem Buddhismus, die sich auf liebevolle Güte, Mitgefühl, Mitfreude und Gleichmut konzentriert. Sie fördert eine Art von Liebe, die nicht auf Begierde basiert, sondern das Glück aller im Blick hat. Diese Meditation ist ein wirksames Werkzeug, um Selbstliebe zu kultivieren und sich von negativen Gedanken zu lösen. Es gibt verschiedene Varianten der Metta-Meditation.

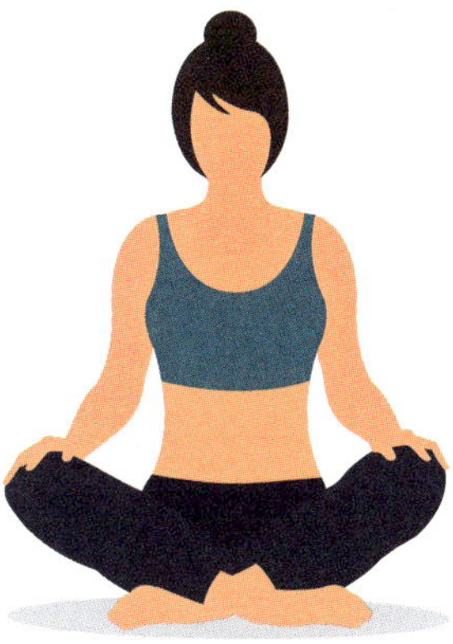

- Finde eine bequeme Sitzhaltung, die dir angenehm ist. Deine Augen können geöffnet oder geschlossen sein. Lasse alle Anspannung los und richte deine Aufmerksamkeit ganz auf deinen Atem.
- Lenke deine Achtsamkeit auf deinen Herzbereich und erinnere dich an Gefühle von Liebe und Freundlichkeit. Lasse diese Gefühle sich in deinem Herzen ausbreiten.
- Wiederhole die folgenden Affirmationen für dich selbst. Wenn du möchtest, kannst du sie auch auf andere ausweiten. Stelle einen Timer für 5 bis 10 Minuten ein:

»Möge ich erfüllt sein von Liebe und Mitgefühl. Möge ich friedlich sein. Möge ich glücklich sein. Möge ich gesund sein. Möge ich frei sein.«

Wenn du mit der Metta-Meditation vertrauter wirst, kannst du diese Affirmationen auch auf andere ausdehnen, indem du sie in folgender Reihenfolge wiederholst:

1. Für dich selbst
2. Für nahestehende Wesen (Familie, Freunde, Haustiere)
3. Für neutrale Wesen (flüchtige Bekannte)
4. Für Wesen, die du nicht magst
5. Für alle Wesen

Kapitel 3

Yogapraxis für die 12 Raunächte

Dieses Kapitel ist als Einladung für dich gedacht, in die magische Welt der Raunächte einzutauchen. Du kannst am besten von der Kraft und Magie dieser Zeit profitieren, wenn du dich ein wenig von deiner Intuition leiten lässt.

Du findest hier für jede Raunacht einen eigenen Yogaflow und dazu passende Rituale und Affirmationen. Sieh die Ritualvorschläge als eine Art Büfett, von dem du dich bedienen kannst. Die Raunachtpraxis sollte für dich gemacht sein und keinen Stress auslösen. Und nun lass uns beginnen!

Wintersonnenwende

Rückkehr des Lichts

Datum: 21.oder 22. Dezember

Themen: Mutternacht, Rückkehr des Lichts

Die Wintersonnenwende ist der kürzeste Tag und die längste Nacht des Jahres. Diese Nacht markiert einen Wendepunkt – die Wiederkehr des Lichts und den Beginn der Raunächte. Sie bietet eine wunderbare Gelegenheit für einen kleinen Jahresrückblick und dient als Vorbereitung auf die magische Zeit der Raunächte. Heute wollen wir das 13-Wünsche-Ritual praktizieren, das traditionell zur Wintersonnenwende begangen wird.

Von Jul und Mutternacht

Die Wintersonnenwende – auch Jul genannt – ist die längste Nacht des Jahres. Sie markiert den dunkelsten Punkt im Jahreskreis, die Nacht mit der stärksten Yin-Energie. Wenn du dir das Yin-Yang-Symbol anschaust, findest du diese Nacht am tiefsten Punkt. In all der Dunkelheit des Winters wird das Licht wiedergeboren – die Wintersonnenwende wird daher auch Mutternacht genannt.

Die Wintersonnenwende symbolisiert den ewigen Kreislauf von Licht und Dunkelheit, Geburt und Tod, Anfang und Ende. In vielen Kulturen wird sie als heilige Nacht gefeiert, in der das Licht neu geboren wird und Hoffnung sowie Neuanfang bringt. Das Licht, das ab diesem Zeitpunkt wieder stärker wird, steht für die Erneuerung des Lebens und die Wiederbelebung der Natur.

Verschiedene Kulturen haben unterschiedliche Traditionen und Bräuche, um die Wintersonnenwende zu feiern. Oftmals werden Feuer entzündet, um die Rückkehr des Lichts zu symbolisieren. Rituale, die Reinheit und Erneuerung darstellen, wie das Reinigen des Hauses oder das Loslassen alter Gewohnheiten, sind ebenfalls üblich.

In einigen Zählweisen beginnen heute bei Dämmerung die Raunächte – aber auch in der Zählweise, der wir in diesem Buch folgen, ist sie eine magische Nacht, die uns auf die Magie der zwölf kommenden Nächte vorbereitet. Zur Wintersonnenwende wird häufig das 13-Wünsche-Ritual begangen, das wir in der Yogapraxis zusammen üben möchten.

Dein Flow zur Wintersonnenwende

Die heutige Yogapraxis soll dir helfen, deine 13 Wünsche zu kreieren. Wir üben 13 Yin-Yoga-Positionen, jede Position steht für einen Wunsch und einen Monat des Jahres. Die letzte Position steht für den 13. Wunsch, den du dir selbst erfüllst und für die kommenden Raunächte. Notiere dir im Anschluss an jede Yogapraxis den Wunsch, der aus deinem Herzen kommt und schreibe dir im Anschluss alle Wünsche auf jeweils einen Zettel.

Diese Wünsche werden dich während der Raunächte begleiten. Du kannst das 13-Wünsche-Ritual auch ohne die Yogapraxis durchführen, aber die Yogaübungen können erfahrungsgemäß eine besonders inspirierende Wirkung haben. Wenn du Schwierigkeiten hast, deine Wünsche direkt aus dem Kopf aufzuschreiben, könnte die Yogapraxis dir dabei helfen, Klarheit zu finden.

Halte die Übungen so lange wie nötig, wenigstens aber 1 Minute je Seite bei asymmetrischen Übungen und 2 Minuten bei symmetrischen Übungen. Spüre nach jeder Übung in einer neutralen Position (Rückenlage, Bauchlage oder Kindhaltung) nach. Je länger du die Positionen hältst, desto länger dauert natürlich auch die Praxis. In meinem Retreat dauert diese Einheit 2 Stunden (4 bis 5 Minuten pro Position).

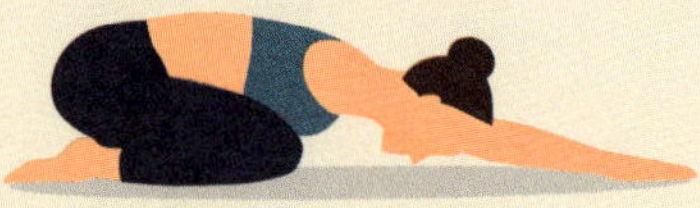

1. Kind

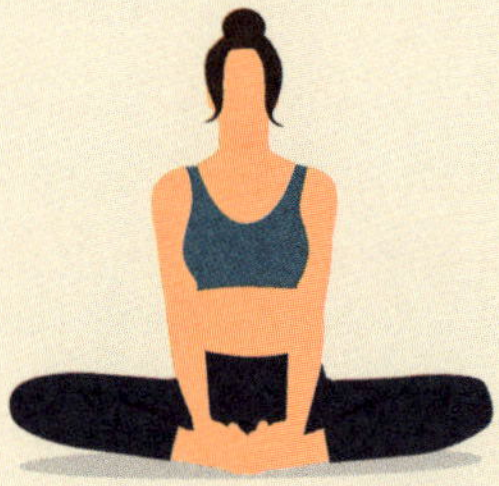

2. Schmetterling

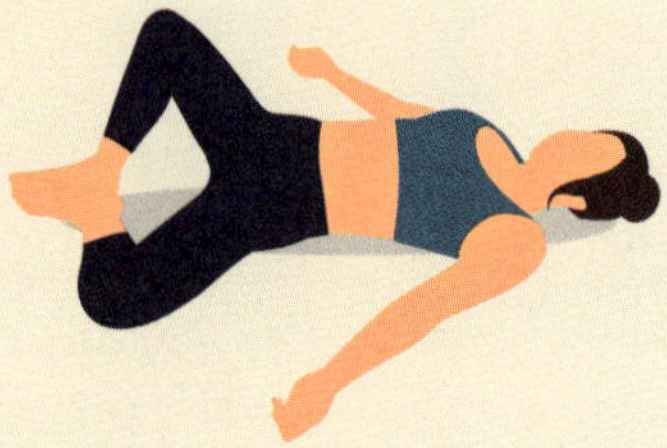

5. Liegender Schmetterling

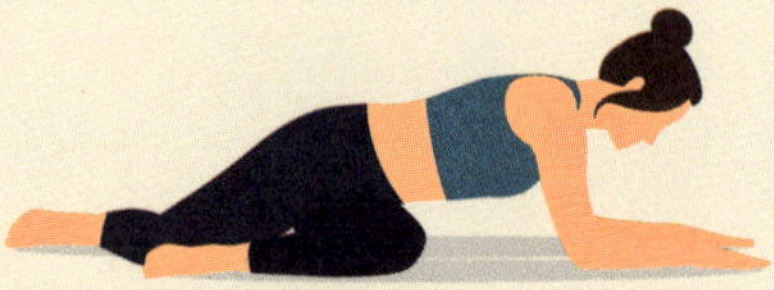

6. Schlafendes Reh

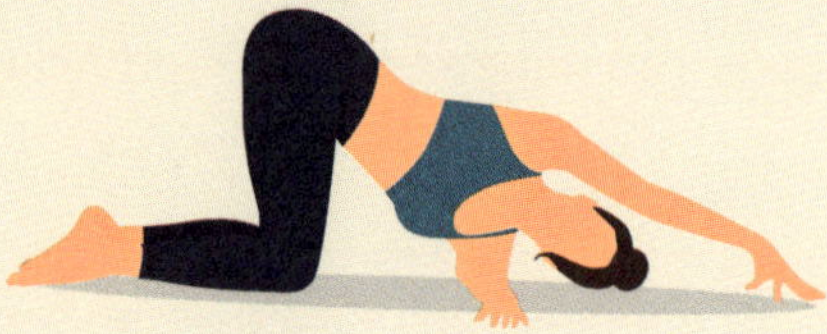

9. Gedrehte öffnende Herzstellung

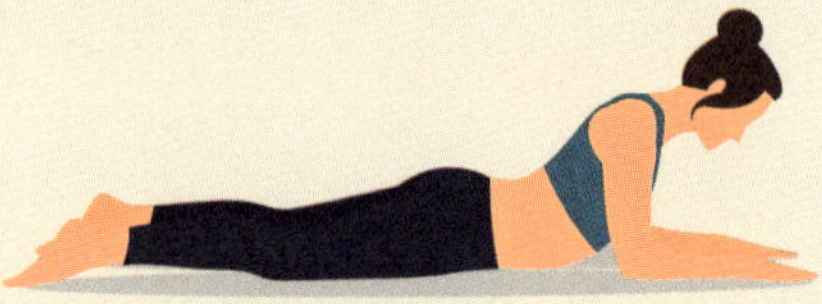

10. Sphinx

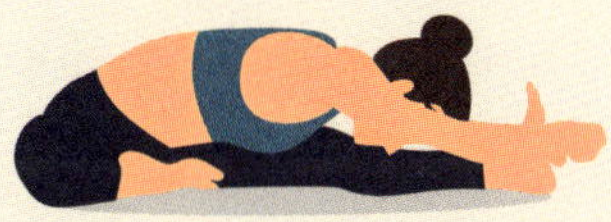

3. Halber Schmetterling

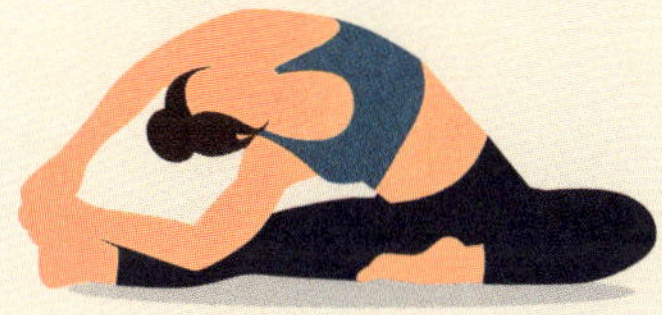

4. Halber Schmetterling mit Seitneige

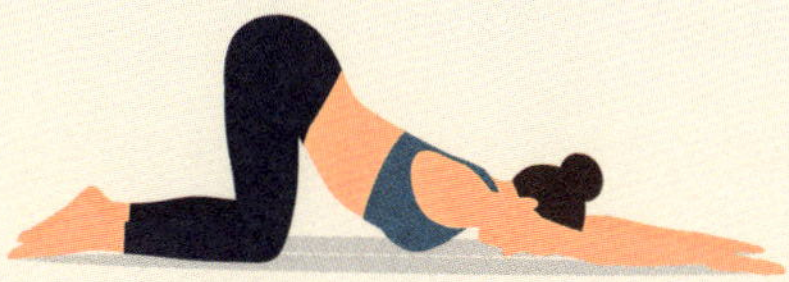

7. Öffnende Herzstellung

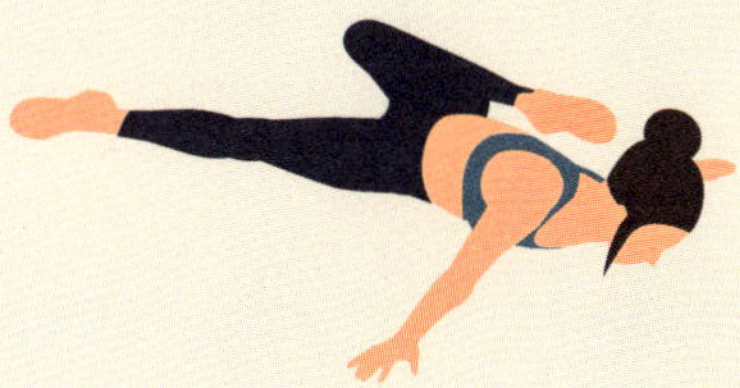

8. Offene Flügel

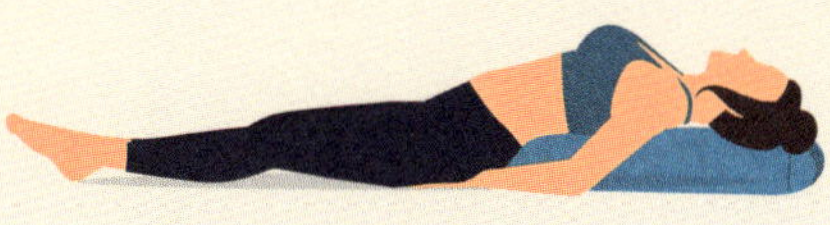

11. Fisch

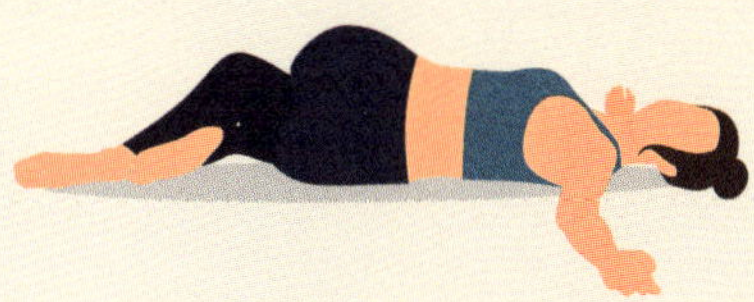

12. Twist

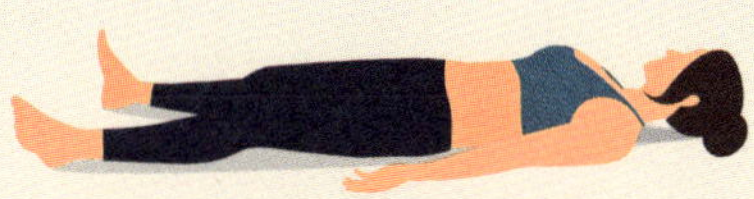

13. Entspannte Rückenlage

Januar: Kind
Beginne in der Kindhaltung, um zur Ruhe zu kommen und dich mit deinem Inneren und deinen Wünschen zu verbinden. Frage dich selbst: Was ist der Samen, den ich im neuen Jahr säen möchte? Verbinde dich mit der Energie des Monats Januar, einer stillen, erdenden Energie und lasse den ersten Wunsch in dir entstehen.

Februar: Schmetterling
Komme in den Schmetterling und lasse dich in eine sanfte, hingebungsvolle Vorbeuge sinken. Lege, wenn du magst, deine Stirn auf einem Block ab. Stelle dir vor, wie du alles Schwere loslässt und dich bereit machst für den Neubeginn. Verbinde dich mit der Februar-Energie, in dem wir vom Winter langsam zum Frühling übergehen. Lasse den zweiten Wunsch in dir entstehen.

März: Halber Schmetterling
Öffne dich ein wenig mehr, indem du ein Bein streckst, und beuge dich nach vorn. Stelle dir vor, wie du über deine Schulterblätter ein sanftes Licht einatmest. Verbinde dich mit der herzöffnenden Energie des Monats März und deinem dritten Wunsch. Wechsle nun das Bein und übe zur anderen Seite.

April: Halber Schmetterling mit Seitneige
Öffne nun deinen Brustkorb in der Seitneige und schaffe Raum für neue Energie. Alternativ kannst du auch den liegenden Halbmond üben. Spüre, wie sich deine Körperseiten öffnen und weiten. Stelle dir vor, wie ein sanftes heilendes Licht den seitlichen Herzraum durchströmt. Frage dich selbst: »Was hilft mir, mich zu entfalten und was hindert mich?« Begrüße die transformative Energie des Monats April und deinen vierten Wunsch. Übe beide Seiten und spüre dann in Rückenlage nach.

Mai: Liegender Schmetterling
Verbinde den liegenden Schmetterling mit einer Herzöffnung, indem du dir ein Bolster, Blöcke oder eine gerollte Decke unter deine Brust legst. Öffne dein Herz und stelle dir vor, wie du dich mit Licht und Liebe füllst. Verbinde dich mit der sinnlichen, genussvollen Energie des Monats Mai und lasse den fünften Herzenswunsch in dir entstehen.

Juni: Schlafendes Reh

Nun hast du noch einmal die Gelegenheit, alles loszulassen, was dir überflüssig erscheint. Diese Position ist eine wunderbare Öffnung für die Hüften. Es heißt, dass im Bereich der Hüften emotionale Verspannungen gespeichert werden. Diese Position steht für den Monat Juni, der mit der Sommersonnenwende die entgegengesetzte Energie zur heutigen Wintersonnenwende enthält. Verbinde dich mit dieser Energie, die Licht und Dunkelheit zusammenbringt und lasse deinen sechsten Wunsch entstehen.

Juli: Öffnende Herzstellung

Lasse dich nun aus dem Vierfüßlerstand in die Position des schmelzenden Herzens gleiten. Wir gehen nun von den hüftöffnenden zu den herzöffnenden Positionen über, während wir uns der Energie des zweiten Halbjahres nähern. Verbinde dich mit der Energie des Monats Juli, der mit dem sanften, sensiblen Krebs das Yin-Gegenstück zur Yang-Energie des Sommers bildet. Spüre, wie dein siebter Wunsch in dir entsteht. Spüre einen Moment in der Haltung des Kindes nach.

August: Offene Flügel

Öffne deine Arme zur Seite in die Position der offenen Flügel. Fühle, wie sich deine Brust und Schultern öffnen, bereit, sich mutig den Herausforderungen des Lebens zu stellen. Das ist die sonnige Energie des August. Lasse diese Energie dich durchfluten und deinen achten Wunsch hervorbringen. Wiederhole beide Seiten und spüre in der Bauchlage nach.

September: Gedrehte öffnende Herzstellung

Komme in den Vierfüßlerstand und strecke deinen rechten Arm zur Seite aus. Öffne dich zu deiner rechten Seite hin und fädele den rechten Arm unter der linken Schulter hindurch. Während du dich öffnest, spüre die Dankbarkeit für all die Wünsche, die bereits in dir entstehen durften. Wiederhole das einige Male und verweile dann in der gedrehten Haltung, während du dich mit der lichtvollen Energie des Monats September und deinem neunten Wunsch verbindest. Lasse dich sanft sinken und genieße diesen Moment des Innehaltens. Nimm dann für einen Moment die Kindhaltung ein und wechsle die Seite. Spüre am Ende noch einmal in der Kindhaltung nach.

Oktober: Sphinx
Komme nun in die Sphinx und lege gern deine Handrücken Richtung Stirn. Diese Position steht für den Monat Oktober, eine Energie der Balance und Harmonie. Verbinde dich mit deiner inneren Stimme und deinem zehnten Wunsch. Spüre in Bauchlage nach.

November: Fisch
Komme nun in Rückenlage. Lege ein Kissen oder ein Bolster längs unter deinen Rücken, sodass dein Oberkörper leicht erhöht ist. Lege deinen Kopf sanft nach hinten und entspanne deine Arme seitlich neben deinem Körper. Spüre die Herzöffnung und sage dir innerlich: »Ich lasse Altes los und schaffe Platz für Neues.« Verbinde dich mit der November-Energie, einer Energie des Loslassens, und öffne dich deinem elften Wunsch.

Dezember: Twist
Für den Monat Dezember, der uns auf die Energie der Raunächte vorbereitet, komme in eine sanfte Drehung. Auf der ersten Seite dieser Position überlege dir, was du loslassen, wovon du dich befreien möchtest. Was möchtest du nicht mitnehmen ins neue Jahr? Auf der zweiten Seite öffne dich für all das Neue, das du in der kommenden Zeit der Raunächte und im neuen Jahr in dein Leben bringen möchtest. Lasse den zwölften Wunsch in dir entstehen.

13. Position: Entspannte Rückenlage oder Position deiner Wahl
Diese dreizehnte Position ist ganz für dich gedacht. Sie symbolisiert die Zeit der Raunächte und den dreizehnten Wunsch, um den du dich selbst kümmern darfst. Komme in eine Position deiner Wahl, zum Beispiel in *Shavasana*, in die entspannte Rückenlage oder eine andere Position, die dir intuitiv in den Sinn kommt. Lasse auch den dreizehnten Wunsch in dir entstehen.

Verweile im Anschluss so lange wie du möchtest in *Shavasana*, wenigstens aber 3 Minuten.

Dein Ritual für heute: 13 Wünsche

Für dieses Ritual brauchst du einen Stift, 13 kleine Zettel und einen schönen Behälter, eine hübsche Schale oder Schatulle. Du kannst dieses Ritual auch mit der Yogapraxis von heute verbinden. Überlege dir in Ruhe, was dir für das kommende Jahr wichtig ist. Was sind deine Wünsche? Was liegt dir am Herzen?

Schreibe dir deine 13 wichtigsten Wünsche auf kleine Zettel. Falte diese Zettel so, dass du das Geschriebene nicht mehr lesen kannst und sie sich äußerlich nicht mehr unterscheiden. Gib sie in ein schönes Gefäß, das du an deinem Meditationsplatz aufbewahrst.

In jeder der zwölf Raunächte ziehst du jeweils einen Zettel, ohne ihn zu lesen, und verbrennst ihn in einem Kamin oder einem feuerfesten Gefäß, wahlweise mit einer Räuchermischung. Damit übergibst du ihn der geistigen Welt und höhere Mächte werden sich nun um deinen Wunsch kümmern. Schau dir dabei an, wie das Papier in Rauch aufgeht. Die Asche kannst du entsorgen oder wie einen Samen in die Erde geben. Falls du die Zettel nicht verbrennen willst oder kannst, zerschnippele sie mit einer Schere oder zerreiße sie. Auch damit entkoppelst du dich von deinen Wünschen und gibst sie an das Universum ab.

Am sechsten Januar bleibt noch ein Wunsch übrig. Öffne diesen Zettel. Um diesen Wunsch darfst du dich selbst kümmern.

Affirmation und Reflexion

Fragen, die du dir heute stellen kannst:

- Was war gut im alten Jahr, was nicht? Was lasse ich hinter mir?
- Welche Wünsche kommen aus meinem tiefsten Inneren?
- Was möchte ich im kommenden Jahr erreichen?

Ich öffne mein Herz für neue Möglichkeiten und begrüße das Licht, das in mein Leben tritt.

---

1. Raunacht

Den Samen säen

Datum: 25. Dezember

Monat: Januar

Sternzeichen: Steinbock

Themen: Wurzeln und Basis, Samen säen

Heute in der ersten Raunacht wollen wir den Samen säen für das neue Jahr. Wir wollen uns mit unserer Intention, unserem *Sankalpa,* verbinden, einem Wunsch, der aus dem Herzen kommt und der uns durch das neue Jahr und auch durch die Zeit der Raunächte leitet. Nimm dir heute nach der Yogapraxis genügend Zeit für eine kleine Reflexion, und notiere dir deinen Wunsch oder deine Wünsche in deinem Tagebuch.

Was sich dahinter verbirgt

Die erste Raunacht steht für den Monat Januar und das Tierkreiszeichen des Steinbocks. Der Steinbock ist ein Erdzeichen. Er nimmt gern Herausforderungen an, bleibt dabei aber mit beiden Beinen am Boden. Er hat ein großes Durchhaltevermögen und verfügt über große Kraft. Wenn die Sonne in das Zeichen des Steinbocks eintritt, beginnt astronomisch gesehen der Winter. Das Licht wird wiedergeboren und die Tage werden wieder länger. Dennoch ist Geduld und Durchhaltevermögen gefragt, denn wir befinden uns noch mitten im Winter, einer Zeit der Stille und des Rückzugs.

Der Steinbock ist eng mit dem Wurzelchakra verbunden und auf körperlicher Ebene steht er für all das, was uns Struktur gibt: Unser Skelett, die Knie, er steht für unsere Knochen, Haare, Nägel, Zähne und unsere Haut.

Dein Flow für die erste Raunacht

Die heutige Yogapraxis steht ganz unter dem Motto »Wurzeln und Basis«. Heute bauen wir ein stabiles Fundament auf und verbinden uns mit unserem Wunsch für das kommende neue Jahr. Diese Praxis enthält viele erdende Positionen, die die Qualitäten des Steinbocks widerspiegeln.

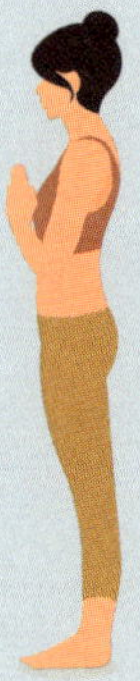

1. Bergposition mit Namasté

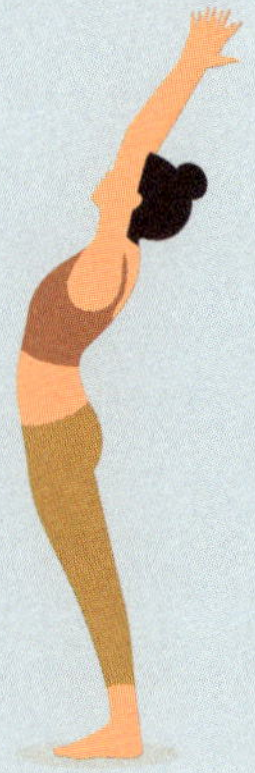

2. Über halben Sonnengruß zur Vorbeuge

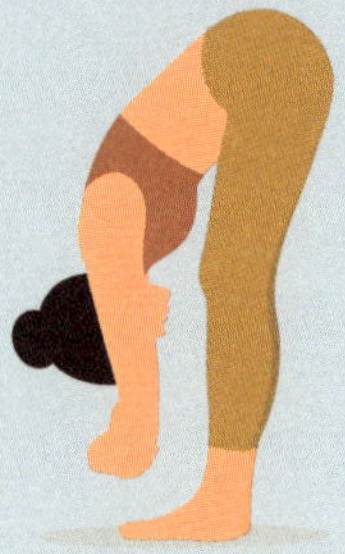

5. Stehende Vorbeuge

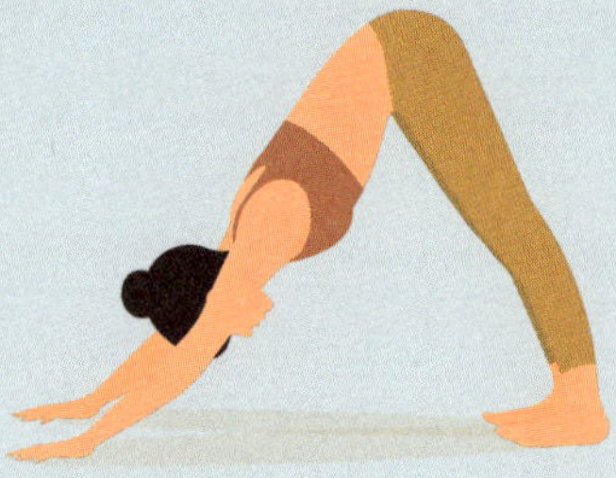

6. Herabschauender Hund

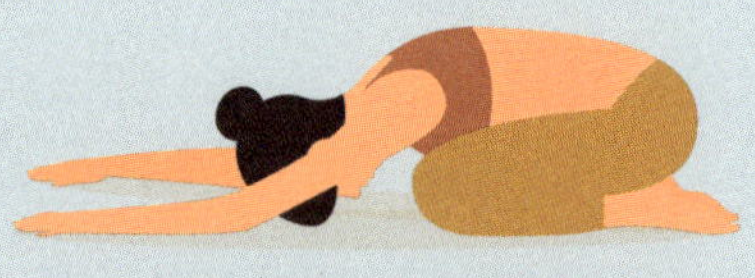

9. Kindhaltung

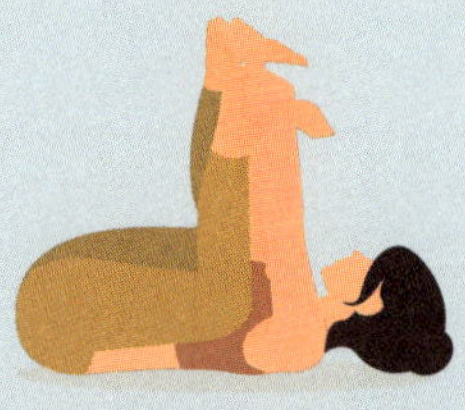

10. Happy Baby

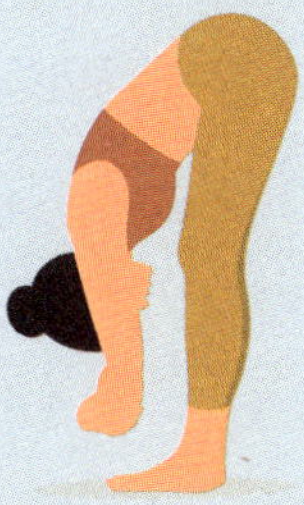

3. Stehende Vorbeuge

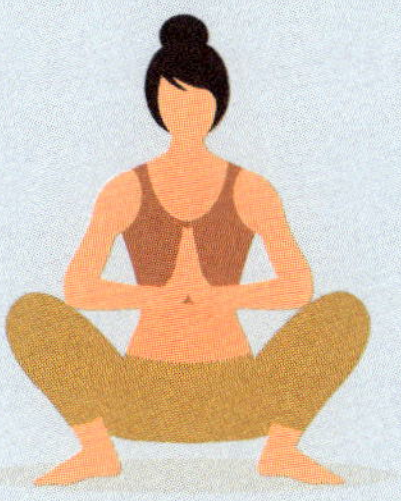

4. Tiefe Hocke

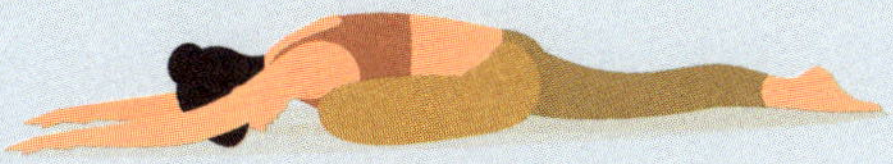

7. Schlafender Schwan

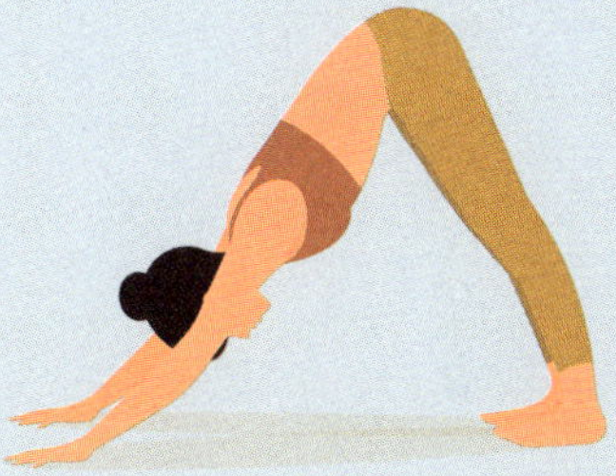

8. Herabschauender Hund

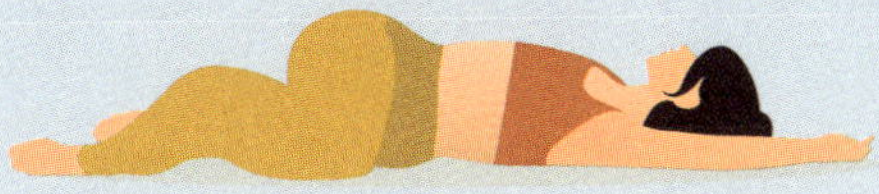

11. Verdrehte Wurzeln

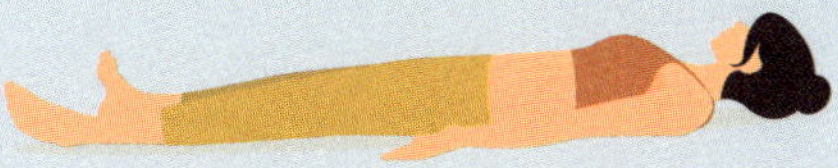

12. Entspannte Rückenlage

1. Bergposition

Komme in einen angenehmen aufrechten Stand. Stelle dir vor, wie über deine Füße Wurzeln in die Erde wachsen, die dich hält und nährt. Fühle dich stabil und geerdet wie ein Baum. Frage dich selbst: »Was möchte ich im neuen Jahr erreichen und verwirklichen? Was ist mein Ziel für das neue Jahr?« Bleibe für etwa 10 bis 15 Atemzüge.

2. Halber Sonnengruß

Übe 1 bis 2 Runden den halben Sonnengruß und begib dich dann in die Vorbeuge.

3. Stehende Vorbeuge

Spüre weiterhin deine Füße gut geerdet. Lasse deine Wirbelsäule rund werden, während du dich nach vorn beugst. Frage dich selbst: »Was möchte ich loslassen?« Halte 1 bis 2 Minuten.

4. Tiefe Hocke

Komme in die tiefe Hocke oder eine Variante. Spüre weiterhin die Verwurzelung deiner Füße mit der Erde und lasse dein Steißbein schwer in Richtung Erde sinken. Halte 1 bis 3 Minuten.

5. Stehende Vorbeuge

Komme zum Ausgleich für eine weitere Minute in die stehende Vorbeuge.

6. Herabschauender Hund

Steige von hier aus zurück in den herabschauenden Hund. Wenn du magst, beuge und strecke deine Knie abwechselnd.

7. Schlafender Schwan

Komme nun ganz zur Erde in den schlafenden Schwan. Lasse deine Stirn Richtung Erde sinken. Fühle dich verbunden mit der Erde und frage dich selbst: »Welchen Samen möchte ich säen für das neue Jahr?« Wiederhole zur anderen Seite. Wenn du magst, kannst du in den herabschauenden Hund kommen, bevor du die Seite wechselst.

8. Herabschauender Hund

Komme noch einmal in den Hund als Zwischenposition. Wenn du magst, beuge und strecke deine Knie abwechselnd.

9. Kindhaltung

Begib dich für 1 bis 2 Minuten in die Kindhaltung. Fühle dich gehalten von der Erde in dem Wissen, dass du jederzeit unterstützt und genährt bist.

10. Happy Baby

Lege dich auf den Rücken in die Happy-Baby-Haltung. Wiege dich einige Male von Seite zu Seite. Das massiert dein Wurzelchakra. Fühle dich unterstützt in dem Wissen, dass deine Wunschsamen auf fruchtbaren Boden fallen. Bleibe für 2 bis 3 Minuten und spüre dann noch in Rückenlage nach.

11. Verdrehte Wurzeln

Lasse dich schwer in die Erde sinken und spüre gleichzeitig, wie sich alte Energien lösen können und du dich für das Neue öffnest. Wiederhole innerlich die Affirmation: »Ich bin bereit, das alte Jahr abzuschließen und mich für die Magie der Raunächte zu öffnen.« Verweile 2 bis 3 Minuten je Seite.

12. Entspannte Rückenlage

Spüre die Verbundenheit mit der Erde und bleibe hier so lange, wie du möchtest, wenigstens aber 3 Minuten.

Dein Ritual für heute

Heute ist die erste Nacht, in der du deine Träume notierst. Schreibe dir gleich nach dem Aufstehen deine Träume auf. Das ist wichtig, um zu verhindern, dass du deinen Traum vergisst. Solltest du nichts geträumt haben oder dich nicht mehr erinnern können, bedeutet das aber kein Unglück. Schreibe dir stattdessen auf, wie du geschlafen hast und wie du dich am Morgen gefühlt hast.

Wenn du mit Orakelkarten arbeitest, ziehe heute deine Karte für den Monat Januar. Sie repräsentiert das Thema des Monats, das dich begleiten wird.

Solltest du in der Wintersonnwendnacht das 13-Wünsche-Ritual begangen haben, kannst du nun deinen ersten Wunschzettel verbrennen.

Reinigen und Räuchern

Heute ist auch ein Reinigungs- und Räuchertag. Entzünde Weißen Salbei (oder deine bevorzugte Räuchermischung) in einem feuerfesten Gefäß und hülle dich mit dem heilsamen Rauch ein. Du kannst stattdessen auch Räucherstäbchen verwenden, wenn du magst. Gehe nun von der Haus- oder Wohnungstür beginnend gegen den Uhrzeigersinn durch deine Räume. In diesem reinigenden Durchgang vertreibst du negative Energien. Lasse den Rauch dann ein wenig stehen und lüfte anschließend deine Räume. In einer zweiten Runde, die du im Uhrzeigersinn gehst, lädst du die Energien wieder auf. Du kannst dazu Weihrauch verwenden, gute Alternativen sind Palo Santo oder Tonkabohne. Du kannst auch ein zweites Mal mit deiner ersten Mischung durch die Räume gehen. Wichtig ist nur, dass du auf jeden Fall in der zweiten Runde im Uhrzeigersinn gehst: durch das Reinigen werden negative Energien vertrieben und dort, wo Energien gehen, wird Platz frei für neue. Mit dem aufladenden Gang steuerst du, welche neuen Energien hier ihren Platz finden.

Anschließend erde dich gut (zum Beispiel durch eine erdende Yogaposition wie den Berg oder den Baum oder indem du einfach deine Füße auf der Erde spürst) und reinige dich selbst. Verwende dazu Meersalz (oder ein anderes hochwertiges Salz) – du kannst eine Dusche oder ein Bad nehmen. Salz hat die Fähigkeit, schwere Energien zu binden und Energien auszugleichen. Stelle dir dabei vor, wie alle dunklen Energien sich auflösen und dein Energiefeld wieder heller und klarer wird.

Du hast heute keine Zeit für eine Räucherung wegen der Feiertage? Keine Sorge, du kannst sie auch in einer späteren Nacht wiederholen, idealerweise in der vierten Raunacht. Vielleicht hast du auch bereits am Sonnwendtag geräuchert. Dann kannst du das heute gern noch einmal tun, musst aber nicht.

Affirmation und Reflexion

Fragen, die du dir heute stellen kannst:

- Welche Samen möchte ich säen für das neue Jahr?
- Was ist meine Vision, meine Intention, mein *Sankalpa*?
- Welche Ziele möchte ich im neuen Jahr erreichen und verwirklichen?
- Was möchte ich loslassen?
- Was sind meine Wurzeln, meine Basis?
- Wie kann ich meine Wurzeln stärken?
- Welche Bereiche meines Lebens wünschen sich Heilung und was kann ich dafür tun?

Ich bin bereit, das alte Jahr abzuschließen und mich für die Magie der Raunächte zu öffnen.

2. Raunacht

Verbinden mit dem inneren Licht

Datum: 26. Dezember

Monat: Februar

Sternzeichen: Wassermann

Themen: Verbindung mit dem inneren Licht

Heute in der zweiten Raunacht wollen wir uns mit unserem inneren Licht verbinden, das uns hilft, den Samen, den wir gesät haben, zum Wachsen zu bringen. Gleichzeitig geht es aber auch um das Thema Geduld und Vertrauen darauf, dass sich unsere Wünsche erfüllen – auch wenn es manchmal etwas länger dauert.

Was sich dahinter verbirgt

Die zweite Raunacht steht für den Monat Februar und das Sternzeichen des Wassermanns. Der Wassermann als Luftzeichen ist ein echter Freigeist. Er ist kreativ, bricht festgefahrene Regeln und Muster auf und strebt nach Veränderung.

Die Energie des Februars ist eine Energie des Wandels: Er markiert den Übergang vom Winter zum Frühling. In der keltischen Tradition feiert man Anfang Februar *Imbolc*, das Erwachen der Natur bereits im Winter. Die Samen sind gesät und warten darauf, vom Licht und der Wärme geweckt zu werden.

Dennoch ist ein wenig Geduld gefragt: Noch ist nicht die Zeit des Aufbruchs, der Umsetzung. Es geht darum, darauf zu vertrauen, dass der Same für das Neue bereits gesät ist und in der Erde ruht.

Dein Flow für die zweite Raunacht

Die heutige Yogapraxis steht ganz unter dem Motto »Verbindung mit dem inneren Licht«. Heute wecken wir unser inneres Licht mit öffnenden und manchmal auch herausfordernderen Positionen, passend zur luftigen Qualität des Wassermanns. Gleichzeitig üben wir uns in Hingabe – im Yoga sprechen wir auch von *Ishvara Pranidhana*, Hingabe an das Göttliche. Dich erwartet eine durch einige Yang-Positionen herausfordernde und gleichzeitig hingebungsvolle und meditative Yin-Yoga-Praxis.

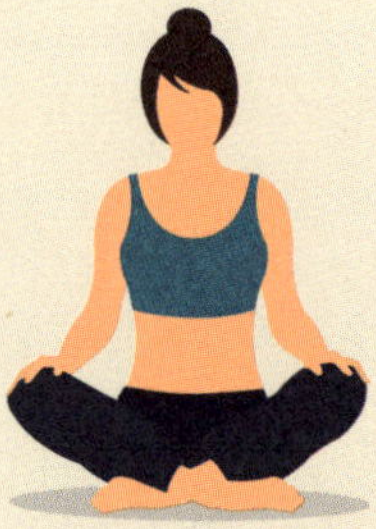

1. Meditation

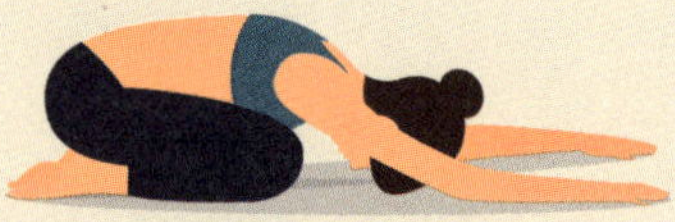

2. Kindhaltung

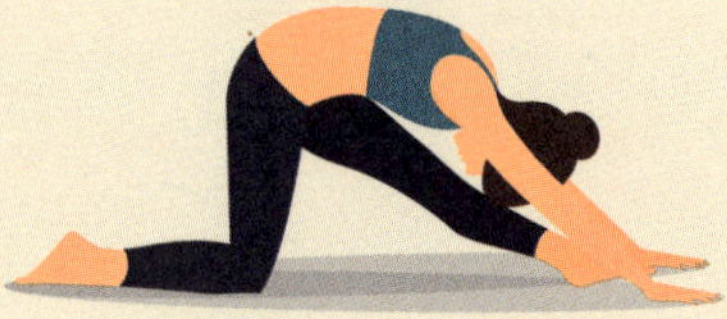

5. Hanuman-Drache

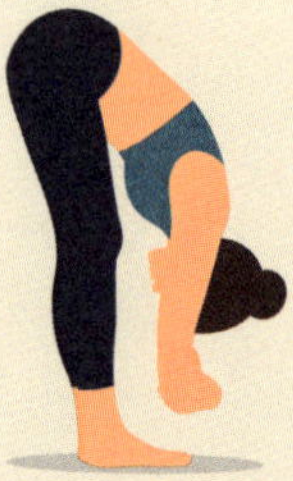

6. Stehende Vorbeuge

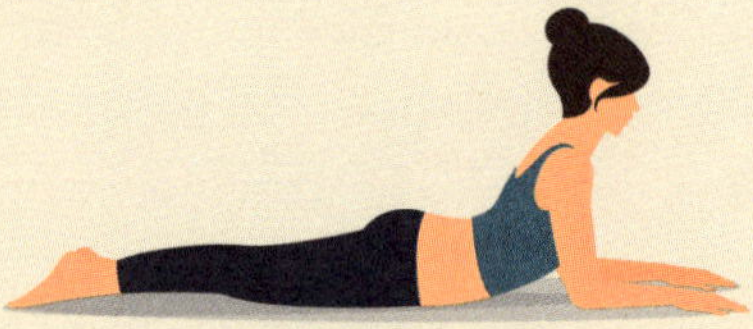

9. Sphinx

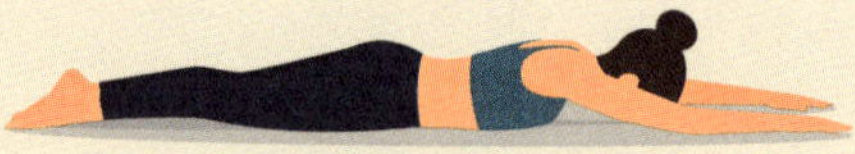

10. Bauchlage

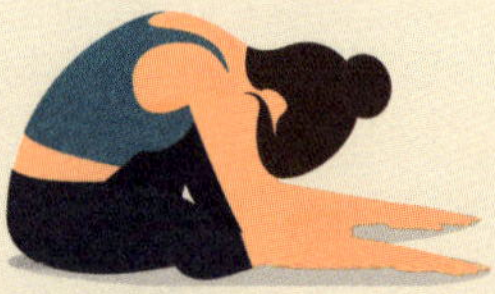

13. Schmetterling

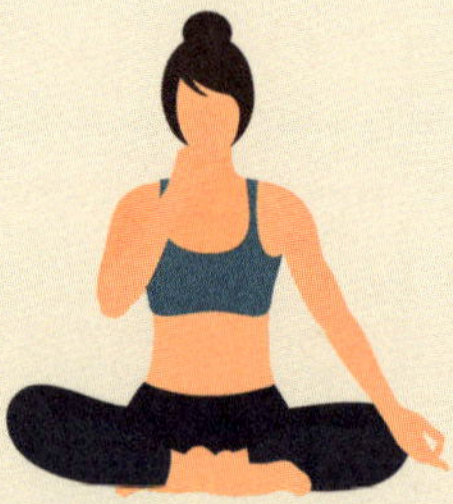

14. Wechselatmung

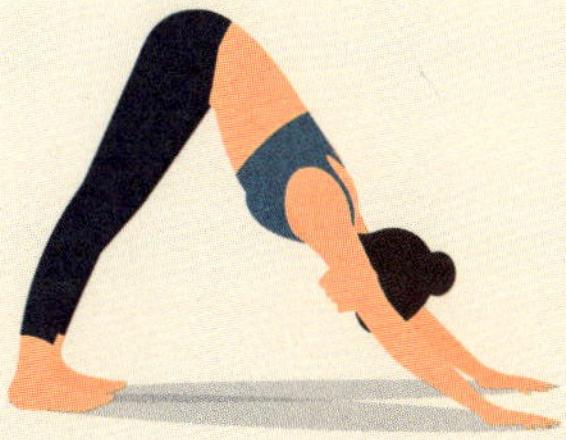

3. Herabschauender Hund

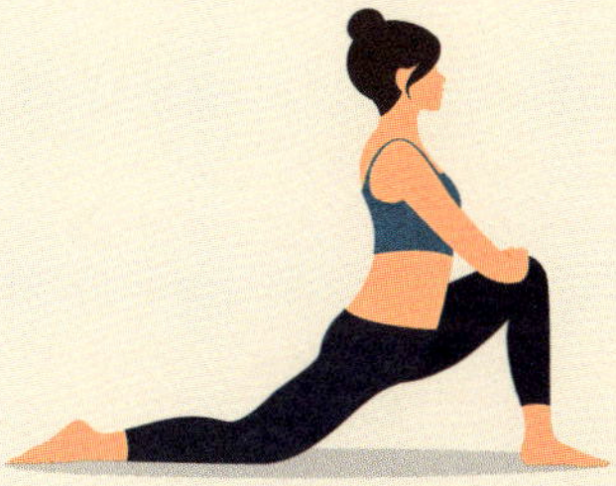

4. Hoher Drache

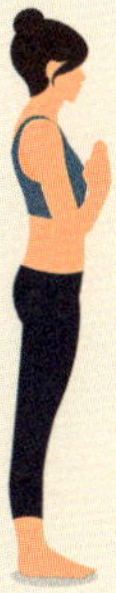

7. Bergposition mit Namasté

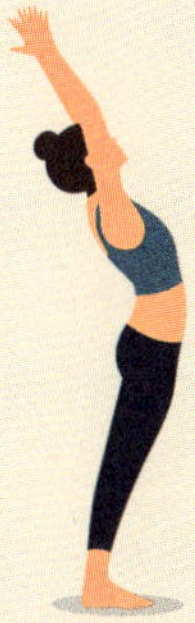

8. Halber Sonnengruß

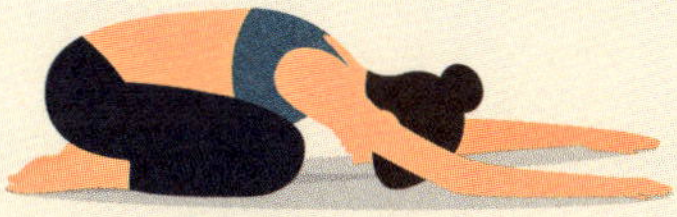

11. Kindhaltung

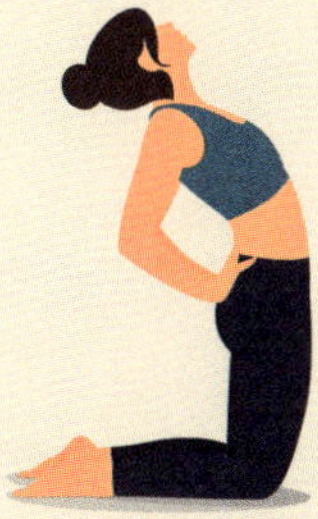

12. Kamel

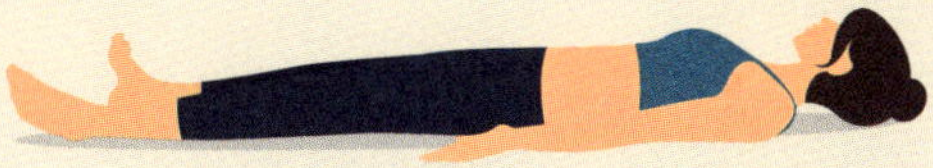

15. Entspannte Rückenlage

1. Meditation

Finde dich in einen Meditationssitz deiner Wahl. Atme tief ein und visualisiere ein strahlendes Licht in deinem Herzen. Begrüße dein inneres Licht und bitte um Führung und Klarheit.

2. Kindhaltung

Verneige dich vor deinem inneren Licht und lasse deine Stirn Richtung Erde sinken. Wenn du magst, kannst du auch deine Arme ausstrecken. Wiederhole innerlich die Affirmation »Ich öffne mich meiner inneren Führung und tiefsten Weisheit.« Bleibe 2 bis 4 Minuten.

3. Herabschauender Hund

Steige von hier aus zurück in den herabschauenden Hund. Wenn du magst, beuge und strecke deine Knie abwechselnd.

4. Hoher Drache

Spüre gleichzeitig die Verbindung mit der Erde über deine Füße und die Verbindung mit dem Himmel über die Krone deines Kopfes. Spüre, wie ein sanftes Licht über deinen Kopf einströmt und deinen ganzen Körper einhüllt. Bleibe hier 1 bis 2 Minuten.

5. Hanuman-Drache

Verbeuge dich über dein vorderes Bein. Verneige dich hingebungsvoll vor deinem inneren Licht. Bleibe auch hier 1 bis 2 Minuten. Komme über den herabschauenden Hund in die Drachenposition auf der anderen Seite.

6. Stehende Vorbeuge

Verbeuge dich hingebungsvoll in Richtung Erde und frage dich: »Was hindert mich daran, meine Träume zu verfolgen?« Stelle dir vor, wie du alle Blockaden loslässt, die verhindern, dass du dich mit deinem inneren Licht verbindest.

7. Bergposition mit Namasté

Komme in die Bergposition, lege deine Hände in die Gebetshaltung vor dein Herz und verbinde dich erneut mit deinem inneren Licht. Wiederhole die Affirmation »Ich öffne mich meiner inneren Führung und tiefsten Weisheit.«

8. Halber Sonnengruß
Über einen achtsamen halben Sonnengruß begib dich in einen herabschauenden Hund und von dort in Richtung Erde.

9. Sphinx
Hier kannst du deine Hände aufdrehen, sodass die Handflächen zueinander und deine Daumen nach oben zeigen. Wiederhole die Affirmation »Ich bringe meine einzigartige Vision und mein Licht in die Welt.« Bleibe 2 bis 4 Minuten.

10. Bauchlage
Spüre in der Bauchlage nach. Für eine hingebungsvolle Haltung bringe gern wie in der Kindhaltung deine Hände nach vorn in eine Gebetshaltung. Bleibe 1 Minute.

11. Kindhaltung
Rolle dich über eine Kindhaltung, die du für 5 bis 10 Atemzüge hältst, in das kleine Kamel, indem du deine Hände nach hinten abstützt.

12. Kamel
Bleibe eine weitere Minute im kleinen Kamel oder komme in die große Variante. Spüre auch hier noch einmal für eine Minute die Verbindung. Spüre dann in der Kindhaltung nach.

13. Schmetterling
Komme in den Schmetterling und lasse dich in eine sanfte, hingebungsvolle Vorbeuge sinken. Wenn du magst, lege deine Stirn auf einem Block ab. Wiederhole innerlich die Affirmation »Ich bin verbunden mit meinem inneren Licht. Mit Geduld und Vertrauen gehe ich meinen Weg, im Einklang mit dem natürlichen Fluss des Lebens.« Bleibe 2 bis 3 Minuten.

14. Wechselatmung
Übe 1 bis 3 Minuten die Wechselatmung und stelle dir dabei vor, wie sich die letzten Blockaden lösen, die dich daran hindern, dein Licht in die Welt zu tragen.

15. Entspannte Rückenlage
Verweile hier für mindestens 3 Minuten und spüre dein inneres Licht.

Dein Ritual für heute

Notiere dir auch heute gleich nach dem Aufstehen deine Träume und ziehe deine Karte für den Monat Februar. Sie repräsentiert das Thema des Monats, das dich begleiten wird.

Solltest du in der Wintersonnwendnacht das 13-Wünsche-Ritual begangen haben, kannst du nun deinen zweiten Wunschzettel verbrennen.

Verbindung mit dem inneren Licht
Setze dich nach der Yogapraxis noch einmal in eine bequeme Meditationshaltung und schließe die Augen. Wenn du magst, kannst du Räucherwerk anzünden – gut geeignet sind heute Angelikawurzel, Weihrauch oder Palo Santo.

Stelle dir vor, wie du über dein Kronenchakra ein sanftes Licht einatmest, das von hier in dein Herz strömt und dich mit heilender, nährender Energie erfüllt. Wiederhole die folgende Affirmation (oder eine eigene) mehrmals leise, während du dich auf das strahlende Licht in deinem Herzen konzentrierst: »Ich bin verbunden mit meinem inneren Licht. Mit Geduld und Vertrauen gehe ich meinen Weg, im Einklang mit dem natürlichen Fluss des Lebens.«

Lasse das Licht in dir wachsen und dich mit seiner Energie erfüllen. Bedanke dich dann bei deinem inneren Licht für seine Führung und Präsenz.

Öffne langsam die Augen und nimm dir einen Moment Zeit, um die Erfahrung zu reflektieren und deine Gedanken und Empfindungen in deinem Tagebuch festzuhalten.

Affirmation und Reflexion

Fragen, die du dir heute stellen kannst:

- Welche Bereiche meines Lebens benötigen derzeit mehr Geduld und Vertrauen?
- Wie kann ich mein inneres Licht stärken und es in meine tägliche Praxis integrieren?
- Welche Samen habe ich bereits gesät, die nun darauf warten, vom Licht geweckt zu werden?
- Welche festgefahrenen Muster oder Überzeugungen möchte ich im kommenden Jahr aufbrechen und verändern, um meinem inneren Licht mehr Raum zu geben?
- In welchen Momenten habe ich bereits erlebt, dass Geduld und Vertrauen in den Prozess zu positiven Ergebnissen geführt haben?

Ich bin verbunden mit meinem inneren Licht. Mit Geduld und Vertrauen gehe ich meinen Weg, im Einklang mit dem natürlichen Fluss des Lebens.

3. Raunacht

Öffne dein Herz

Datum: 27. Dezember

Monat: März

Sternzeichen: Fische

Thema: Herzöffnung

Das Thema der dritten Raunacht ist die Herzöffung: Ich denke dabei immer an die ersten Blüten im Frühling, die sich sanft öffnen und nach und nach in ihrer ganzen Pracht zeigen. Heute wollen wir die gesäten Samen langsam zur Blüte bringen – und unser Herz dem Neubeginn öffnen.

Was sich dahinter verbirgt

Die dritte Raunacht gilt dem Monat März und dem Sternzeichen Fische. Die Fische stehen für Gefühl, Sensibilität, Vertrauen und Verbundenheit. Die Energie der Fische ist eine sanfte Yin-Energie, eine Energie, die tiefsinnig ist und uns mit unseren Träumen und Sehnsüchten verbindet. Dieses Wasserzeichen markiert noch einmal die Ruhe und Stille vor dem Beginn des stürmischen Feuerzeichens Widder, das uns im April erwartet.

Die Energie des Monats März ist eine Energie des Aufbruchs und der Öffnung: Wir feiern am 21. März den kalendarischen Frühlingsbeginn. An diesem Datum sind Tag und Nacht auf der ganzen Welt gleich lang, Yin und Yang sind im Gleichgewicht. Ab heute hat das Licht endgültig die Oberhand über die Dunkelheit gewonnen und die helle Zeit des Jahres bricht an. Das zeigt sich im Sprießen von Pflanzen und Knospen, einem Aufblühen der Natur, die nun aus dem Winterschlaf erwacht.

Doch noch ist die Macht des Winters nicht ganz vorüber und es kann durchaus auch noch winterlich kalt werden und auch Schnee ist möglich. Vertrauen ist gefragt und ein vorsichtiges Öffnen in das Neue hinein. Hat sich die Natur bereits zu schnell hervorgewagt, können diese Wintereinbrüche ein vorzeitiges Ende der Blütenpracht bringen.

Dein Flow für die dritte Raunacht

Die heutige Yogapraxis steht ganz unter dem Motto »Herzöffnung«. Wir öffnen uns behutsam dem Wunder des Neuen, das vor uns liegt – dabei ist auch ein wenig Vertrauen und Sensibilität vonnöten. Wir wagen uns in sanfte herzöffnende Yin-Positionen, die die Qualität der Öffnung widerspiegeln, dabei nähren wir die Kraft des Neuen mit erdenden, wurzelnden und nährenden Positionen, ganz verbunden mit der stillen Energie des Wasserzeichens Fische.

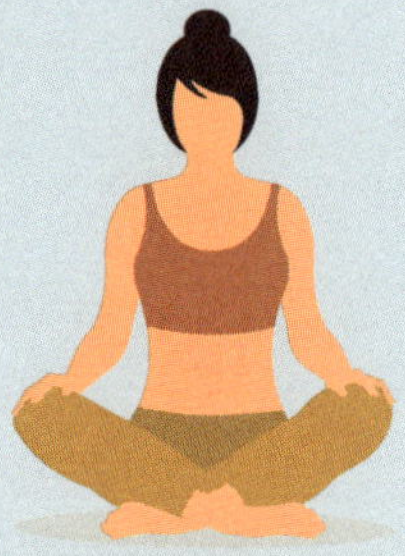

1. Meditation

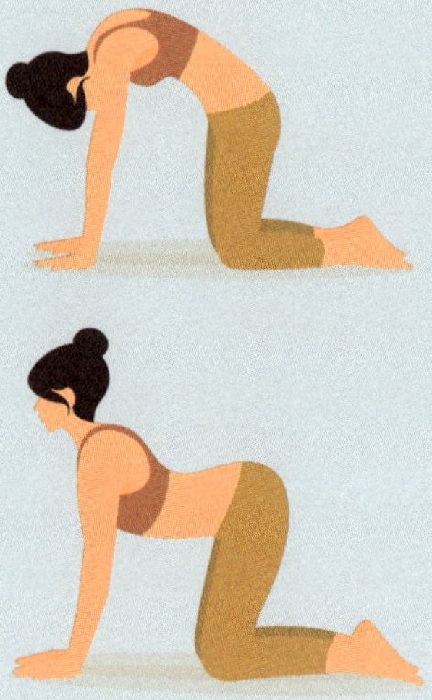

2. Katze-Kuh

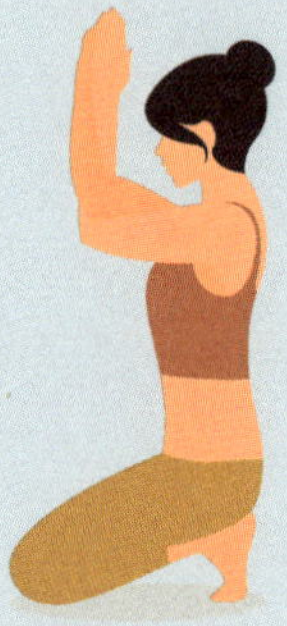

5. Zehensitz mit Adlerarmen

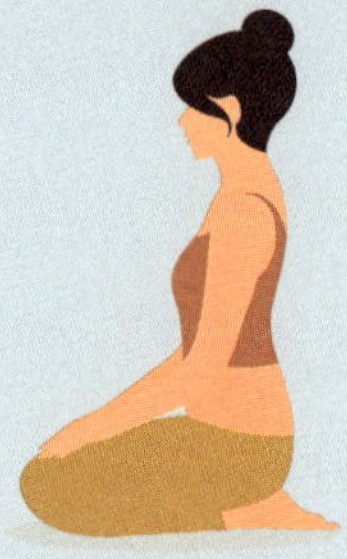

6. Fersensitz

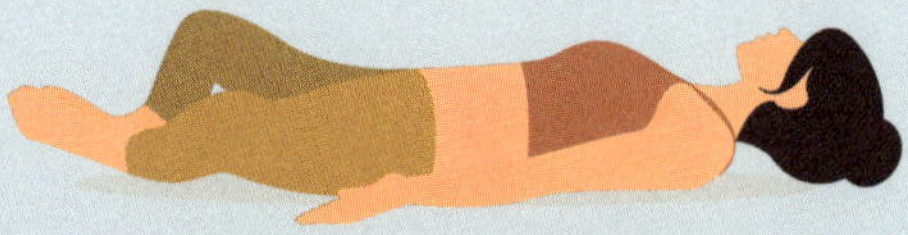

8. Liegender Schmetterling

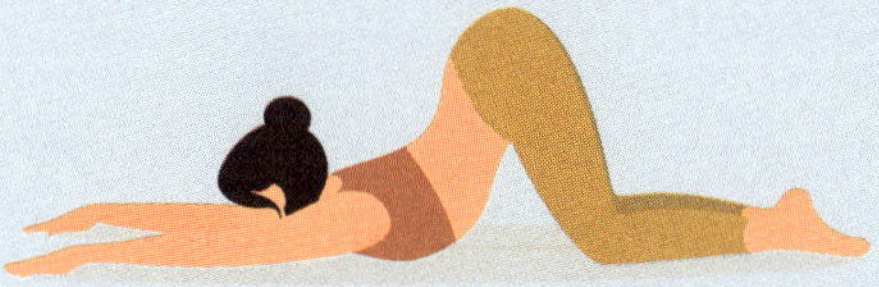

3. Öffnende Herzstellung

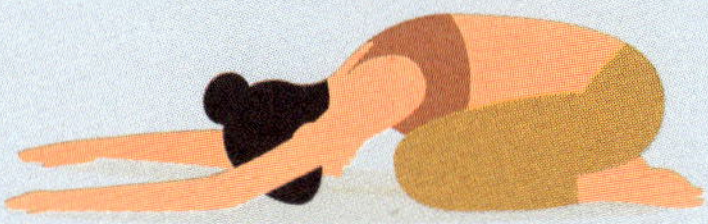

4. Kind

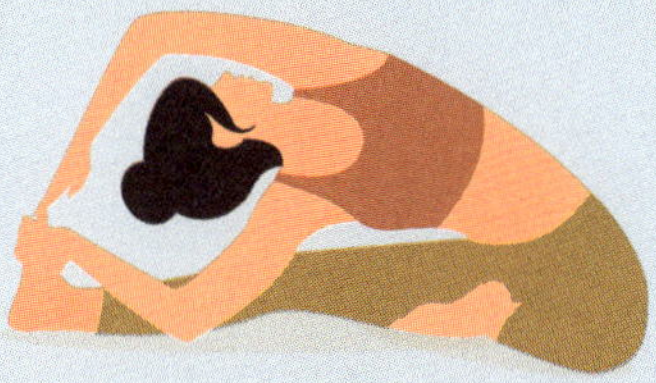

7. Halber Schmetterling mit Seitneige

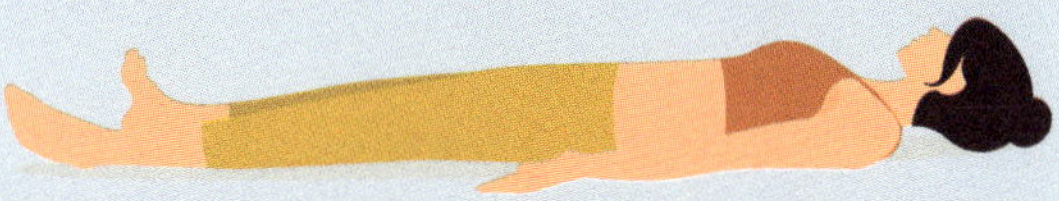

9. Entspannte Rückenlage

1. Meditation

Stelle dir vor, wie du ein heilendes Licht in dein Herz einatmest und visualisiere dabei, wie es sich sanft wie eine Rose öffnet und Liebe hineinströmt.

2. Katze-Kuh

Beim Einatmen spüre, wie sich dein Herz öffnet und weitet, beim Ausatmen spüre, wie die Rückseite deines Herzens entspannt.

3. Öffnende Herzstellung

Während du in diese Position hinein entspannst, spüre, wie alle Verspannungen und alle Enge sich lösen. Bleibe 3 bis 5 Minuten.

4. Kind

Spüre die Verbundenheit und Geborgenheit dieser Position in dem Wissen, dass du jederzeit geschützt und unterstützt bist. Spüre deinen Atem an der Rückseite deines Herzens. Bleibe hier wenigstens 1 Minute, gern auch länger.

5. Zehensitz mit Adlerarmen

Spüre die Verwurzelung mit der Erde, während du gleichzeitig spürst, wie du dich immer mehr öffnen kannst. Frage dich selbst: »Welche Schritte kann ich unternehmen, um meine Wünsche Realität werden zu lassen?“

Bleibe 1 bis 2 Minuten je Seite. Wenn der Zehensitz zu intensiv wird, kannst du auch in den Fersensitz kommen.

6. Fersensitz

Komme zum Ausgleich für einige Atemzüge in den Fersensitz.

7. Halber Schmetterling mit Seitneige

Spüre, wie sich deine Körperseiten öffnen und weiten, stelle dir vor, wie ein sanftes heilendes Licht den seitlichen Herzraum durchströmt. Frage dich selbst: »Was hilft mir, mich zu entfalten und was hindert mich?« Bleibe 2 bis 3 Minuten je Seite.

8. Liegender Schmetterling

Verbinde den liegenden Schmetterling mit einer Herzöffnung, indem du dir ein Bolster, Blöcke oder eine gerollte Decke unter deine Brust legst. Wiederhole innerlich die Affirmation »Ich öffne mich meinem Herzenswunsch und vertraue darauf, dass das Universum mich unterstützt auf meinem Weg der Entfaltung.« Bleibe hier 3 bis 5 Minuten.

9. Entspannte Rückenlage

Spüre die Verbundenheit mit deinem Herzen und bleibe hier so lange, wie du möchtest, wenigstens aber 3 Minuten.

Dein Ritual für heute

Notiere dir auch heute deine Träume, am besten gleich nach dem Aufstehen. Wenn du mit Orakelkarten arbeitest, ziehe heute deine Karte für den Monat März.

Solltest du in der Nacht der Wintersonnenwende das 13-Wünsche-Ritual begangen haben, kannst du nun deinen dritten Wunschzettel verbrennen.

Herzöffnende Meditation

Wenn du heute räuchern möchtest, empfehle ich dir eine Räucherung mit Rosenblüten, Styrax, Tonkabohne oder Rosenweihrauch. Styrax solltest du eher sparsam einsetzen, da er sehr intensiv ist. Auch Jasminblüten kannst du gern verwenden. Diese Räucherstoffe wirken besonders herzöffnend und -erwärmend. Zünde dir auch gern eine Kerze an.

Setze dich nach der Yogapraxis noch einmal in eine bequeme Meditationshaltung und schließe die Augen.

Stelle dir vor, wie du ein heilendes Licht in dein Herz einatmest und visualisiere dabei, wie es sich sanft wie eine Rose öffnet und Liebe hineinströmt.

Öffne langsam die Augen und nimm dir einen Moment Zeit, um die Erfahrung zu reflektieren und deine Gedanken und Empfindungen in deinem Tagebuch festzuhalten.

Affirmation und Reflexion

Fragen, die du dir heute stellen kannst:

- Welche Wünsche wohnen tief in meinem Herzen?
- In welchen Bereichen meines Lebens habe ich mich geschlossen und bin nicht bereit, Liebe und Verbindung zuzulassen? Wie kann ich Raum für Heilung schaffen?
- Was hilft mir, mich zu entfalten und was hindert mich?
- Welche Schritte kann ich unternehmen, um meine Wünsche Realität werden zu lassen?
- Wie kann ich mehr Mitgefühl in mein Leben bringen?

Ich öffne mich meinem Herzenswunsch und vertraue darauf, dass das Universum mich unterstützt auf meinem Weg der Entfaltung.

---

4. Raunacht

Stürmische Transformation

Datum: 28. Dezember

Monat: April

Sternzeichen: Widder

Themen: Transformation und Wandel, Nacht der unschuldigen Kinder (Schlüsselnacht)

Das Thema der vierten Raunacht ist Transformation und Wandel. Es steht ganz im Zeichen des Elementes Feuer und dessen Kraft der Verwandlung. Es heißt auch, diese vierte Nacht ist eine sogenannte Schlüsselnacht, in der alles, was in den vergangenen Nächten nicht gut gelaufen ist, aufgelöst werden kann.

Was sich dahinter verbirgt

Die vierte Raunacht steht für den Monat April und das Sternzeichen Widder. Nach dem sensiblen Wasserzeichen Fische folgt nun der stürmische, feurige Widder, der wie kein anderes Tierkreiszeichen für Aufbruch, Wandel, Neubeginn und Durchsetzungskraft steht. Er steht am Anfang des astrologischen Jahres, mit dem Widder beginnt der Tierkreis. Sein Element, das Feuer, bringt Energie und Schaffenskraft, aber auch Durchsetzungskraft und manchmal auch etwas Aggressivität, Ungestüm und Wildheit.

Auch der Monat April ist von Wandel und Wechselhaftigkeit geprägt, die Natur zeigt sich von ihrer stürmischen und unberechenbaren Seite. Dieser Wandel ist nötig, damit Veränderung eintritt, damit Neues entstehen kann. Altes darf gehen, um Platz für Neues zu schaffen.

Diese Raunacht ist eine sogenannte Schlüsselnacht, in der Dinge aufgelöst werden können, die in den vergangenen Nächten nicht gut gelaufen sind. In der Überlieferung ist diese Nacht als Nacht der unschuldigen Kinder bekannt. Laut der Bibel ließ in dieser Nacht König Herodes alle männlichen Kleinkinder Bethlehems töten, um so, wie er hoffte, Jesus, den neugeborenen Sohn Gottes zu erwischen, den er als Rivalen sah. Viele unschuldige Kinder mussten in dieser Nacht sterben. Symbolisch steht dieses Ereignis für die Unterdrückung des Neuen durch das Alte.

Dein Flow für die vierte Raunacht

Die heutige Yogapraxis steht ganz unter dem Motto »Transformation«. In unserer Praxis steht das Element Feuer, das Element der Transformation und des Wandels, Element des Sternzeichens Widder, im Vordergrund. Wir üben den Feueratem und viele gedrehte Positionen, die von Natur aus etwas mehr Yang, etwas feuriger sind. Am Ende kehren wir wieder zur Erde zurück und geben Raum, um die Transformation wirken zu lassen.

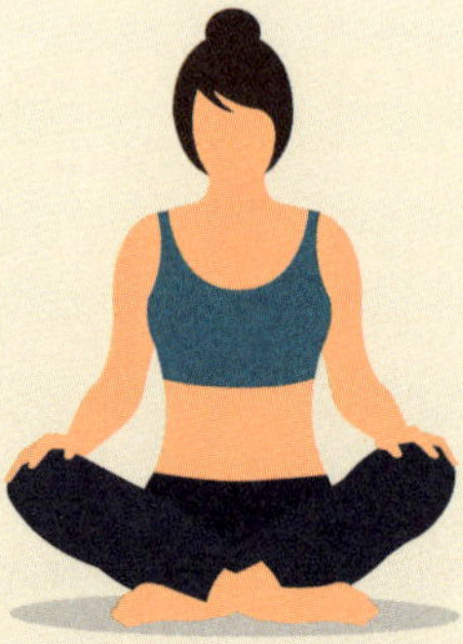

1. Feueratmung

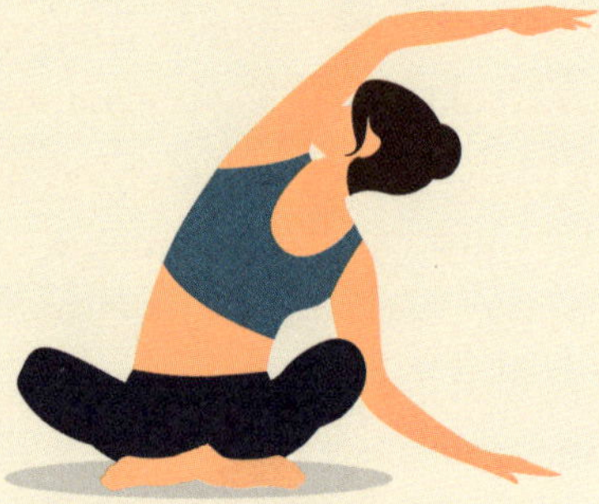

3. Seitneige

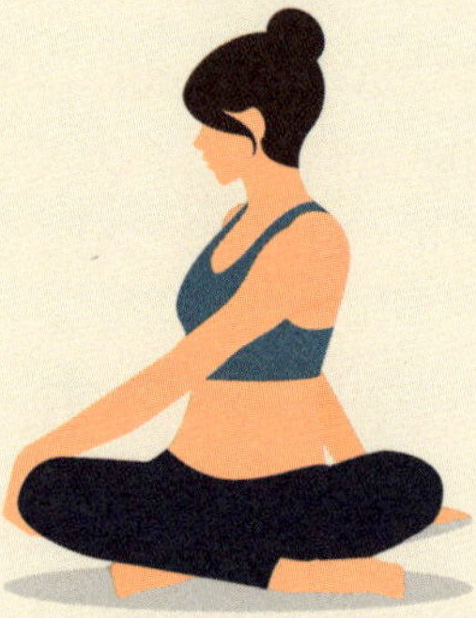

4. Sitzender Twist

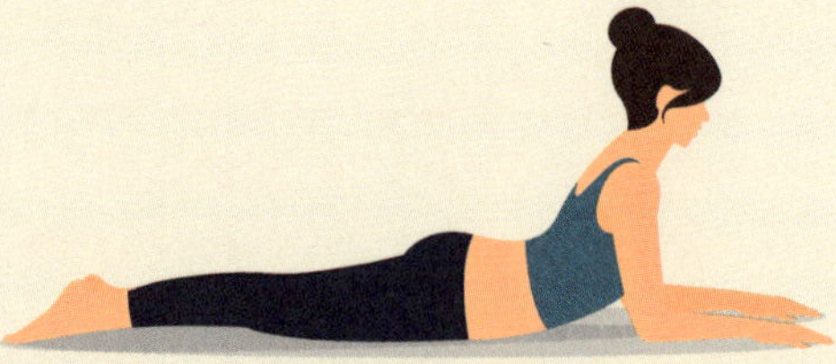

6. Sphinx

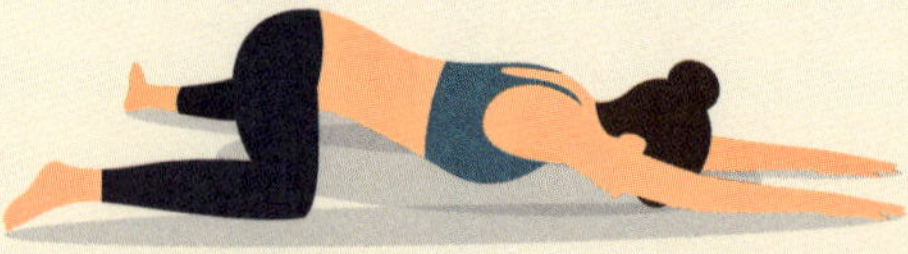

7. Frosch

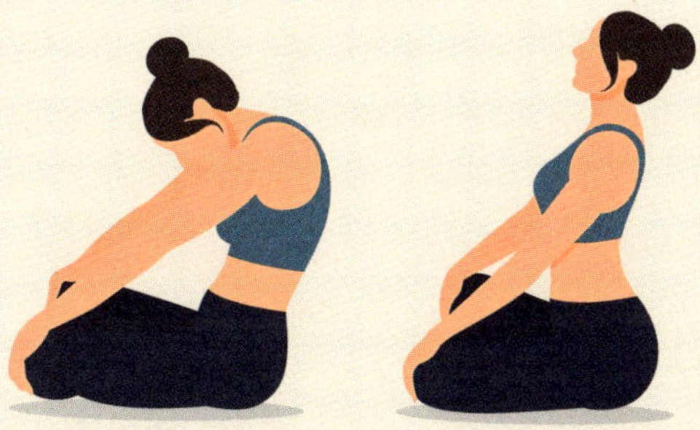

2. Sitzende Katze-Kuh

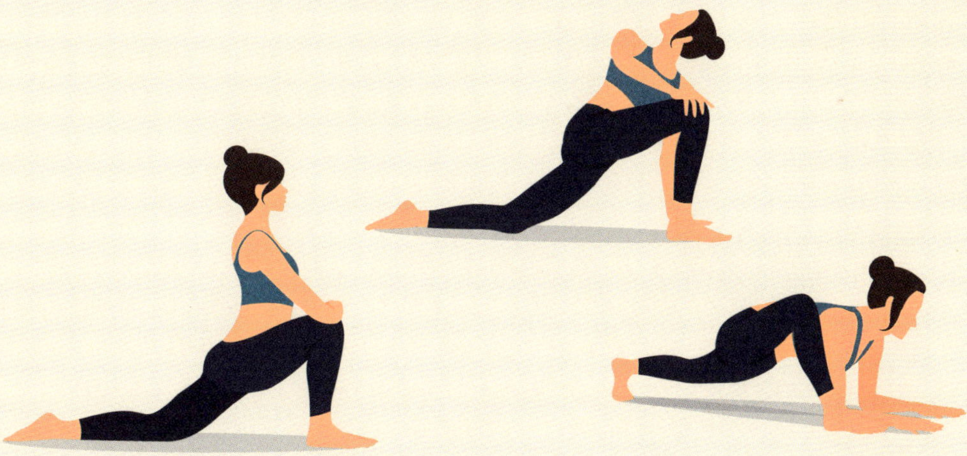

5. Drache

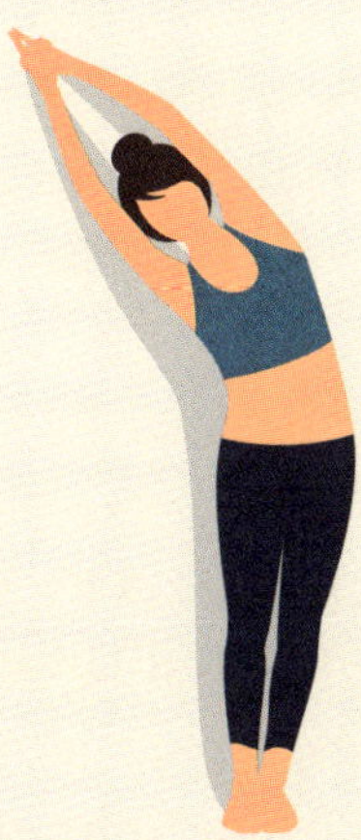

8. Liegender Halbmond

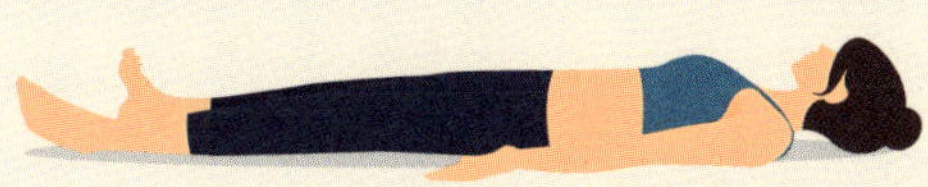

9. Entspannte Rückenlage

1. Feueratmung
Übe für 1 bis 3 Minuten die Feueratmung und stelle dir dabei vor, wie du dein inneres Feuer der Transformation entfachst. Falls du die Feueratmung nicht üben kannst oder möchtest, übe stattdessen die lange tiefe Bauchatmung. Beachte bitte die Hinweise auf Seite 94. Spüre einen Moment nach.

2. Katze-Kuh im Sitzen
Komme in eine sitzende Katze-Kuh-Variante. Stelle dir mit dem Ausatmen vor, wie du Altes hinter dir lässt und wie du mit dem Einatmen neue, frische Energie zu dir einlädst. Finde dann zurück zur Mitte.

3. Seitneige
Lehne dich zu deiner linken Seite hin und spüre die Öffnung in deiner rechten Körperseite. Spüre, wie sich alte Verspannungen lösen können. Halte für circa 1 Minute.

4. Sitzender Twist
Wechsle dann in den sitzenden Twist nach rechts. Halte auch hier 1 Minute. Spüre für einen Moment in der Mitte nach und wiederhole diesen Flow zur anderen Seite.

5. Drache
Wir üben nun drei verschiedene Varianten des Drachen, die wir jeweils für 1 Minute halten, bevor wir die Seite wechseln. Der Drache ist die feurigste Position im Yin Yoga, die Position mit dem meisten Yang. Stelle dir beim Halten dieser Positionen vor, wie du dein inneres Feuer weckst, das Transformation und Wandel bringt und dir hilft, Negatives loszulassen.

Komme erst in den **hohen Drachen** mit dem rechten Bein vorn. Spüre die Verbindung mit der Erde und deine Aufrichtung nach oben. Verbinde dich mit der Kraft in deiner Mitte. Nach 1 Minute bringe deine Hände oder Ellbogen auf die Innenseite deines rechten Beins in den **tiefen Drachen**. Frage dich selbst, welche negativen Gedanken und Überzeugungen du loslassen möchtest. Nach einer weiteren Minute komme in den **gedrehten Drachen**: Drehe dich aus deiner Mitte heraus zu deiner rechten Seite hin. Dein hinteres Bein kann abgelegt sein oder du kannst es für den Drachenschwanz zu dir heranziehen. Stelle dir hier vor, wie dein inneres Feuer alles Negative verbrennt und transformiert.

Komme dann in den herabschauenden Hund oder in die Kindhaltung und wiederhole den Drachenflow zur anderen Seite. Wechsele dann über den Hund oder das Kind Richtung Erde und spüre einen Moment in der Bauchlage nach.

6. Sphinx
Aus der Bauchlage finde dich in die Sphinx oder in den Seehund. In der Sphinx kannst du, wenn du möchtest, deine Daumenrückseiten an deine Stirn legen. Stelle dir hier vor, wie ein sanftes Licht über die Krone deines Kopfes in deinen Körper einströmt und dich mit heilsamer Energie füllt. Bleibe hier 2 bis 5 Minuten und spüre dann in der Bauchlage nach.

7. Frosch
Aus der Bauchlage komme in den Frosch oder die breite Kindhaltung und spüre in dich hinein: Gibt es noch etwas, das du loslassen möchtest? Erlaube es dir, mit jedem Atemzug ein wenig mehr in die Unterlage zu sinken und mögliche Spannungen und negative Gedanken loszulassen. Bleibe 2 bis 5 Minten und spüre dann in der Kindhaltung oder der Bauchlage nach.

8. Liegender Halbmond
Nimm die Position liegender Halbmond ein. Auf der ersten Seite überlege dir noch einmal, was es an hinderlichen Glaubenssätzen, Gewohnheiten oder Überzeugungen gibt, die du loslassen und in ihr positives Gegenteil umkehren möchtest. Verbinde dich auf der zweiten Seite dann mit dem Gegenteil. Verweile 2 bis 3 Minuten je Seite.

9. Entspannte Rückenlage
Lasse nun beide Gegensätze gehen und erlaube es dir, in dieser letzten Position einfach nur zu sein und nichts tun zu müssen. Fühle dich unterstützt und getragen von der Erde. Wenn es für dich hilfreich ist, lasse noch einmal ein sanftes Licht der Heilung über deine Krone einströmen und sich in deinem Körper verteilen. Bleibe hier so lange, wie du möchtest, wenigstens aber 3 Minuten.

Dein Ritual für heute

Notiere dir auch heute deine Träume, am besten gleich nach dem Aufstehen. Wenn du mit Orakelkarten arbeitest, ziehe heute deine Karte für den Monat April. Sie repräsentiert das Thema des Monats, das dich begleiten wird.

Solltest du in der Nacht der Wintersonnenwende das 13-Wünsche-Ritual begangen haben, kannst du nun deinen vierten Wunschzettel verbrennen.

Wenn du heute räuchern möchtest, empfehle ich dir Räucherung mit Weißem Salbei, Wacholder oder Kampfer. Kampfer kann etwas gewöhnungsbedürftig sein, daher verwende ihn eher sparsam.

Negatives transformieren

Heute in der Schlüsselnacht kannst du Negatives auflösen und transformieren. Du kannst dazu eine violette oder schwarze Kerze anzünden.

Du brauchst für dieses Ritual:

- Zettel und Stift
- ein feuerfestes Gefäß
- Reinigungsmischung (zum Beispiel Kampfer oder Salbei)
- optional eine violette Kerze

Schreibe auf deinen Zettel alles Negative, alles Belastende der letzten Tage. Welche negativen Gedanken, belastenden Glaubenssätze und Überzeugungen, schlechten Gewohnheiten stehen deinem Ziel und deinen Wünschen im Weg?

Formuliere dann all diese Dinge auf einem zweiten Zettel ins Positive um und verbrenne den negativen Zettel mit einer Räuchermischung in einem feuerfesten Gefäß.

Affirmation und Reflexion

Fragen, die du dir heute stellen kannst:

- In welchen Bereichen meines Lebens wünsche ich mir Veränderung und Transformation?
- Welche negativen Gedankenmuster oder Glaubenssätze halten mich davon ab, mein volles Potenzial zu entfalten?
- Welche Schritte kann ich unternehmen, um alte Gewohnheiten loszulassen und Platz für Neues zu schaffen?
- Welche negativen Muster erkenne ich in meinem Leben und wie kann ich diese auflösen?
- Was brauche ich, um mich von alten Verletzungen zu heilen und weiterzugehen?
- Welche positiven Veränderungen möchte ich in mein Leben integrieren?

Ich bin bereit, Altes loszulassen und mich dem Neuen zu öffnen.

5. Raunacht

Freundschaft und Selbstliebe

Datum: 29. Dezember

Monat: Mai

Sternzeichen: Stier

Themen: Freundschaft und Selbstliebe

Das Thema der fünften Raunacht ist Freundschaft und Selbstliebe. Diese Nacht steht ganz im Zeichen des erdverbundenen Stiers, des Zeichens von Sinnlichkeit und Lebenslust, ganz wie auch der dazugehörige Wonnemonat Mai.

Was sich dahinter verbirgt

Die fünfte Raunacht steht für den Monat Mai und das Sternzeichen Stier. Der Stier bringt wieder etwas Ruhe und Erdung, er festigt, was der Widder angefeuert und aufgetrieben hat. Er symbolisiert Festigkeit, Stabilität, Achtsamkeit, aber auch Selbstliebe und Sinnlichkeit. Kein Wunder, denn sein zugehöriger Planet ist die Venus. Er gehört zum Element Erde und repräsentiert daher auch unseren Körper und unsere Gestalt.

Der Wonnemonat Mai ist der Monat, der dieser Raunacht zugeordnet ist. Im Mai steht der Frühling in voller Blüte. Nach den Eisheiligen hat sich die Natur endgültig gegen alle Widrigkeiten des Winters behauptet. Die Fülle ist überall sichtbar, spürbar, greifbar. Wenn wir unsere Sinne öffnen, können wir diese Pracht und Lebenskraft mit allen Sinnen wahrnehmen: Wir sehen die Pracht der Natur, riechen den Duft der Blumen, spüren die Kraft der Sonne, hören das Zwitschern der Vögel und schmecken vielleicht sogar die Kraft der Natur.

Die fünfte Raunacht steht für Sinnlichkeit, Freude, Glück, Freundschaft – und dabei ist auch die Freundschaft zu uns selbst gemeint, die Selbstliebe.

Dein Flow für die fünfte Raunacht

Die heutige Yogapraxis steht ganz unter dem Motto »Selbstliebe, Freundschaft und Sinnlichkeit«. In unserer Praxis stehen herzöffnende Positionen im Vordergrund, aber auch geschmeidige, sinnliche, genussvolle Bewegungen in den Übergangspositionen. Auf körperlicher Seite finden wir neben den herzöffnenden Positionen des Oberkörpers auch Positionen für den Nacken, denn diese Körperbereiche sind dem Sternzeichen Stier zugeordnet. Außerdem üben wir die Metta-Meditation, eine ganz besondere Praxis, um Liebe, Mitgefühl und auch Selbstliebe zu praktizieren.

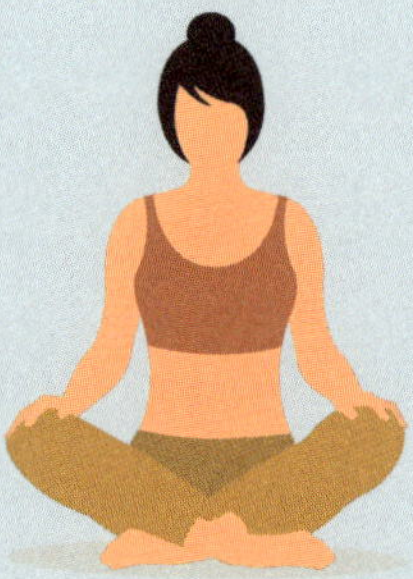

1. Metta-Meditation

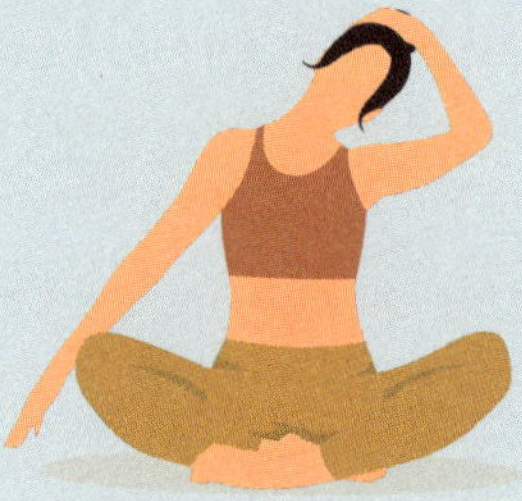

2. Nackendehnung

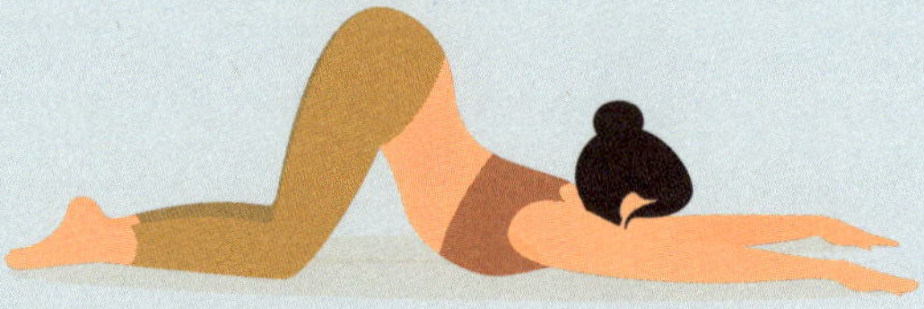

5. Öffnende Herzstellung

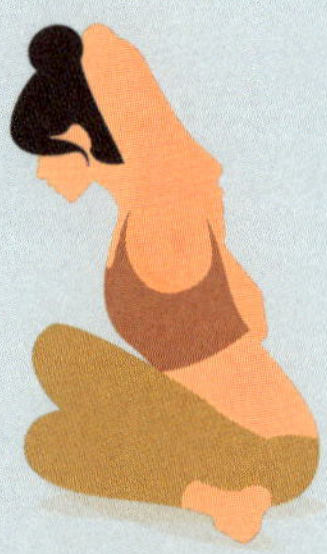

7. Schnürsenkel mit Kuharmen

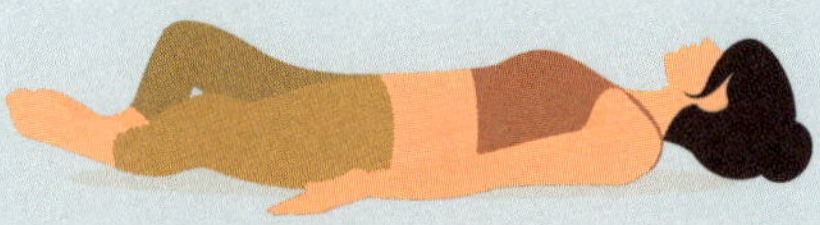

8. Liegender Schmetterling

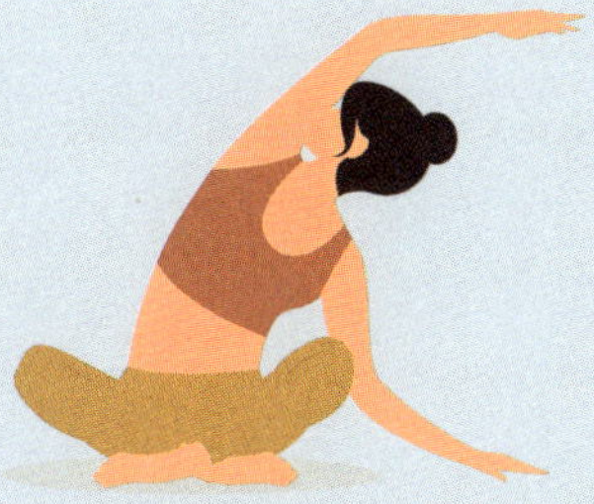

3. Seitneige

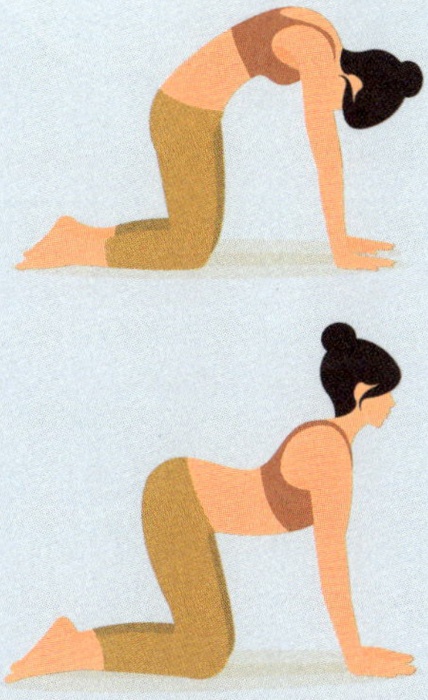

4. Katze-Kuh

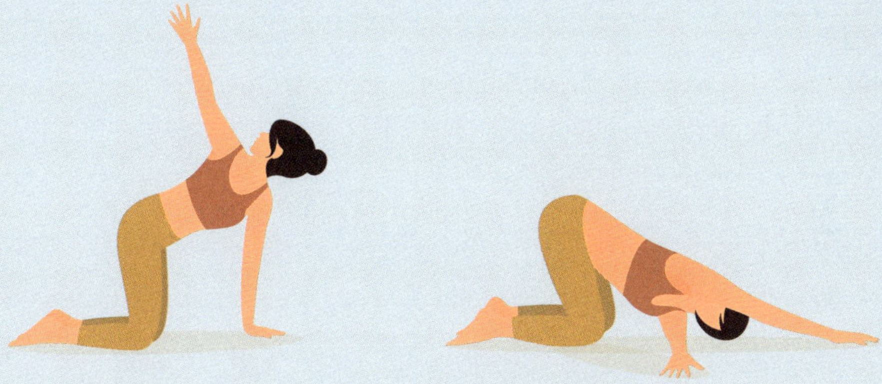

6. Gedrehte öffnende Herzstellung

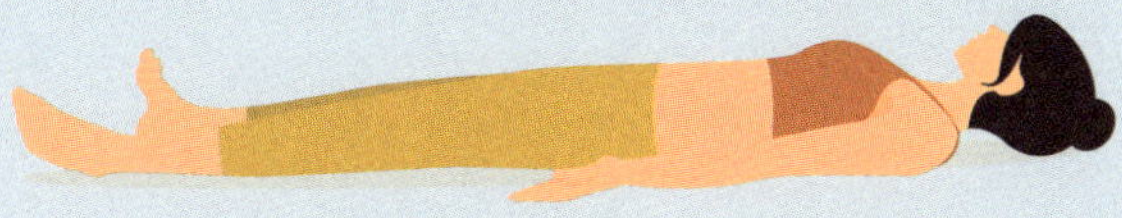

9. Entspannte Rückenlage

1. Metta-Meditation

Die Metta Meditation ist eine wundervolle Übung, um Liebe und Selbstliebe zu kultivieren. Du kannst sie am Anfang oder am Ende der Yogapraxis üben. Eine Anleitung dazu findest du auf Seite 95.

2. Nackendehnung

Der Nacken ist die Verbindung vom Kopf zum Herzen. Lasse dein linkes Ohr zur linken Schulter sinken, spüre die Dehnung in deiner rechten Seite. Halte 1 bis 2 Minuten und wechsle dann die Seite.

3. Seitneige

Dehne dich nun zur linken Seite hin und spüre die Öffnung in deiner rechten Seite. Halte 1 bis 2 Minuten und wechsle dann die Seite. Spüre dann kurz in der Mitte nach.

4. Katze-Kuh

Komme in den Vierfüßlerstand, übe einige genussvolle Runden Katze-Kuh und versuche, die Bewegungen geschmeidig und intuitiv auszuführen. Spüre in dich hinein, was dir heute gut tut.

5. Öffnende Herzstellung

Lase dich nun aus dem Vierfüßlerstand in die Position schmelzendes Herz gleiten. Stelle dir vor, wie sich dein Herz mehr und mehr der Liebe und Freundschaft öffnet, während du sanft in Richtung Erde entspannst. Bleibe für 2 bis 5 Minuten und spüre dann in der Kindhaltung nach.

6. Gedrehte öffnende Herzstellung

Komme wieder in den Vierfüßlerstand zurück und strecke deinen rechten Arm zur Seite aus. Öffne dich zu deiner rechten Seite hin und fädele den rechten Arm unter der linken Schulter hindurch. Wiederhole das einige Male und bleibe dann in der gedrehten Haltung für 2 bis 3 Minuten. Finde dich danach für einen Moment in die Kindhaltung und wechsle dann die Seite.

7. Schnürsenkel mit Kuharmen

Komme in den Schnürsenkel oder alternativ in den Schneidersitz in Verbindung mit der Haltung der Kuharme. Wiederhole innerlich die Affirmation »Ich bin dankbar für die Liebe, die mich umgibt, und die Liebe, die ich in mir trage.« Bleibe 2 bis 3 Minuten je Seite. Spüre für einen Moment in der Rückenlage nach.

8. Liegender Schmetterling

Verbinde den liegenden Schmetterling mit einer Herzöffnung, indem du dir ein Bolster, Blöcke oder eine gerollte Decke unter deine Brust legst. Wiederhole innerlich die Affirmation »Meine Selbstliebe wächst mit jedem Tag und stärkt meine Verbindungen zu anderen.«

9. Entspannte Rückenlage

Spüre der Wirkung dieser Praxis nach und bleibe hier so lange, wie du möchtest, wenigstens aber 3 Minuten.

Dein Ritual für heute

Notiere dir auch heute deine Träume, am besten gleich nach dem Aufstehen. Solltest du nichts geträumt haben oder dich nicht mehr erinnern, trage dir einfach ein, wie du geschlafen hast und wie du dich gefühlt hast.

Wenn du mit Orakelkarten arbeitest, ziehe heute deine Karte für den Monat Mai. Sie repräsentiert das Thema des Monats, das dich begleiten wird.

Solltest du in der Nacht der Wintersonnenwende das 13-Wünsche-Ritual begangen haben, kannst du nun deinen fünften Wunschzettel verbrennen.

Liebe und Sinnlichkeit einladen

Heute ist ein schöner Tag für eine Liebesräucherung. Vielleicht bist du in einer Partnerschaft, dann ist das Ritual zu zweit ausgeführt besonders schön. Aber auch wenn du derzeit auf der Suche bist – oder einfach etwas Selbstliebe praktizieren möchtest, eignet es sich besonders gut.

Schaffe zunächst eine liebevolle Atmosphäre, indem du Kerzen anzündest und vielleicht eine schöne Musik auflegst. Führe dann eine Liebesräucherung mit balsamischen Düften durch, die das Herz berühren.

Ganz besonders gut geeignet sind Rosenblüten oder Jasminblüten, dazu passen auch sehr gut Styrax, Benzoe Sumatra, Tonkabohnen, Myrte, Patchouli oder Myrrhe.

Du kannst dazu mit einem Räucherstövchen oder einem Räuchergefäß arbeiten. Falls du ein Stövchen benutzt, entzünde erst ein Teelicht darunter. Lege dann die Blüten, die du räuchern möchtest, auf das Sieb.

Falls du ein Gefäß benutzt, lasse erst die Räucherkohle gut durchglühen. Lege die Blüten dann auf die Kohle, am besten noch mit ein wenig Styrax oder Benzoe vermischt.

Lasse den Rauch aufsteigen und fächere ihn dir über Gesicht und Körper.

Affirmation und Reflexion

Fragen, die du dir heute stellen kannst:

- Wie habe ich in diesem Jahr meine Freundschaften gepflegt und gefördert?
- In welchen Bereichen meines Lebens kann ich mir selbst mehr Liebe und Verständnis entgegenbringen?
- Welche Schritte kann ich unternehmen, um meine Selbstliebe zu stärken?
- Wie fühle ich mich, wenn ich an meine engsten Freunde denke, und wie kann ich diese Beziehungen noch vertiefen?
- Welche alten Wunden oder Verletzungen halten mich davon ab, mich selbst vollständig zu lieben?

Ich bin dankbar für die Liebe, die mich umgibt,
und die Liebe, die ich in mir trage.

---

6. Raunacht

Bereinigung und Vergebung

Datum: 30. Dezember

Monat: Juni

Sternzeichen: Zwillinge

Themen: Bereinigung, Loslassen, Vergebung

Das Thema der sechsten Raunacht ist Bereinigung, Loslassen und Balance finden. Wir stehen kurz vor dem Übergang ins neue Jahr – eine gute Gelegenheit, noch einmal alles ins Reine zu bringen, Beziehungen zu klären und mit Leichtigkeit ohne Ballast den Übergang zu schaffen.

Was sich dahinter verbirgt

Die sechste Raunacht steht für den Monat Juni und das Sternzeichen Zwillinge. Im Gegensatz zum stabilen und erdverbundenen Stier repräsentieren die Zwillinge, deren Element die Luft ist, Leichtigkeit, Bewegung, Offenheit und Neugier. Sie symbolisieren zudem die Polarität des Lebens, Yin und Yang.

Diese Polarität findet sich auch im zugeordneten Monat dieser Raunacht, die in der Mitte der Raunächte steht und die Jahresmitte repräsentiert: Der Juni markiert den Übergang vom Frühling zum Sommer. Die Kelten feierten hier Mittsommer, die Mitte des Sommers, Höhepunkt der Yang-Energien.

Am 21. Juni feiern wir Sommersonnenwende, den längsten Tag und die kürzeste Nacht des Jahres. Sie erinnert uns trotz aller sommerlichen Freude, Helligkeit und Leichtigkeit auch an die Vergänglichkeit, denn sie markiert den Übergang vom Licht in die Dunkelheit und lehrt uns, dass Licht und Schatten zusammengehören.

Diese Nacht fordert dich dazu auf, einen Blick auf die Schattenseiten zu werfen, Verborgenes ans Licht zu bringen und unseren Blick auf Dinge zu werfen, die unserem Wachstum, unserer Entfaltung nicht mehr dienlich sind. Die sechste Raunacht lädt dich auch dazu ein, Yin und Yang in Balance zu bringen, Beziehungen zu klären, zu vergeben, zu reinigen und Altes loszulassen.

Dein Flow für die sechste Raunacht

Die heutige Yogapraxis steht ganz unter dem Motto »Bereinigung, Loslassen und Vergebung«. Denn nur dann, wenn wir wirklich vergeben können, uns frei machen von negativen und hinderlichen Gedanken, können wir unsere seelische Balance finden. Im Buddhismus sagt man, wenn wir Leid erfahren, fliegen zwei Pfeile; einer im Moment des Leides, der zweite ist unsere Reaktion darauf: das Leiden, das wir danach erfahren, die Schuldgefühle, kritische Urteile uns selbst und anderen gegenüber. Den ersten Pfeil können wir nicht vermeiden, wohl aber den zweiten.

Heute üben wir eine etwas sanftere, restorativere Praxis. Du darfst heute gern etwas länger in den Positionen verweilen.

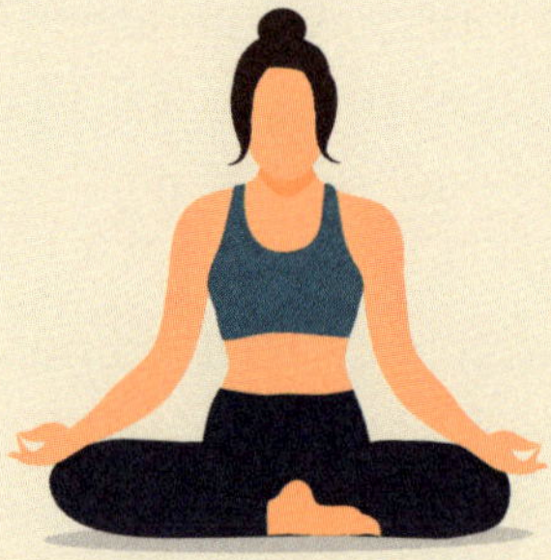

1. Meditation

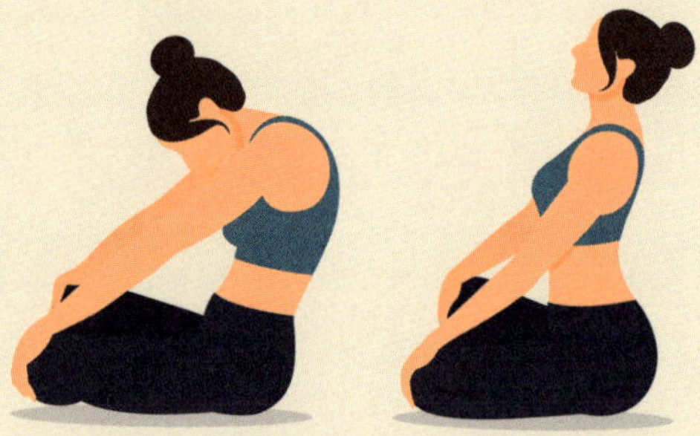

2. Sitzende Katze-Kuh

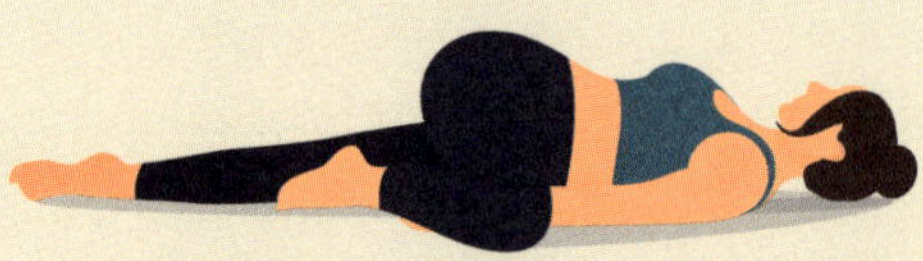

5. Twist

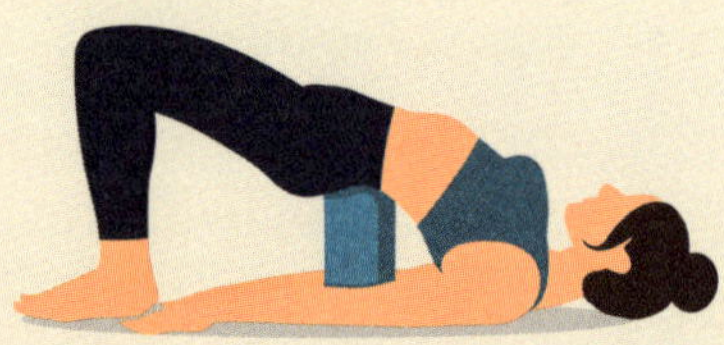

6. Unterstützte Brücke

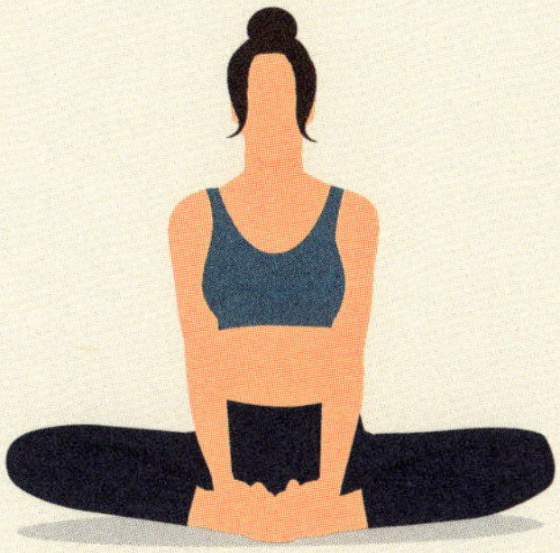

3. Schmetterling

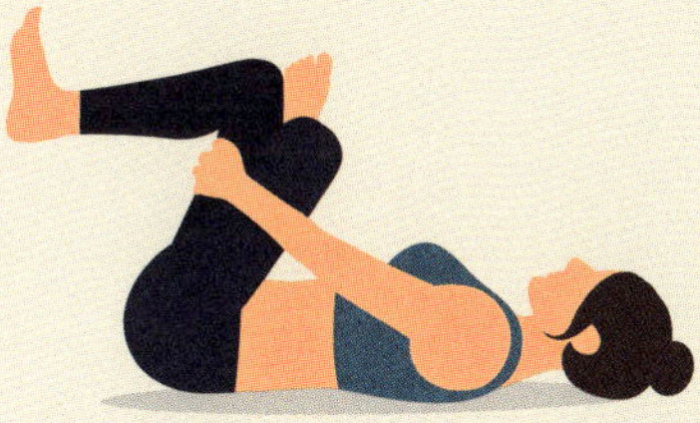

4. Nadelöhr

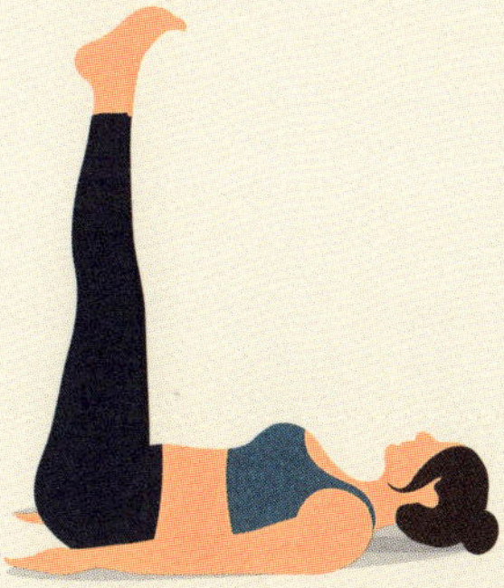

7. Wasserfall

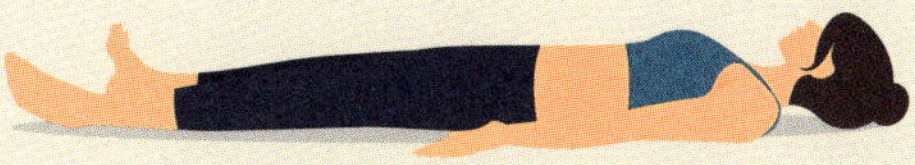

8. Entspannte Rückenlage

1. Meditation

Finde dich in einen angenehmen Meditationssitz. Nimm dir einen Moment Zeit, in dich hineinzuspüren. Wie fühlt sich dein Körper an? Gibt es irgendwelche Gedanken, Emotionen oder Glaubenssätze, die immer wiederkehren? Gibt es etwas, das du loslassen möchtest? Nimm dann einige bewusste Atemzüge und atme all das aus, was du nicht mehr ins neue Jahr mitnehmen möchtest. Wovon möchtest du dich befreien? Lege dann deine Hände auf dein Herz und besinne dich auf die Dinge, für die du dankbar warst in diesem Jahr. Was hast du gelernt, erfahren? Welche Dinge möchtest du ins neue Jahr mitnehmen oder neu in dein Leben bringen? Atme Dankbarkeit und Freude ein.

2. Katze-Kuh im Sitzen

Komme in eine sitzende Katze-Kuh-Variante. Stelle dir mit dem Ausatmen vor, wie du Altes hinter dir lässt und wie du mit dem Einatmen neue, frische Energie zu dir einlädst. Finde dann wieder zur Mitte.

3. Schmetterling

Spüre die Verbindung deiner Sitzknochen mit der Erde. Fühle dich gut geerdet, während du dich langsam nach vorn beugst. Unterstütze dich gern mit einem Block oder Kissen. Der Schmetterling steht für Transformation und Loslassen alter Muster. Stelle dir vor, wie du alles, was du loslassen möchtet, mit dem Ausatmen abgibst. Bleibe 3 bis 5 Minuten und entspanne in der Rückenlage.

4. Nadelöhr

Komme von hier aus in die Nadelöhrposition. Diese Position ist eine wunderbare Öffnung für die Hüften. Es heißt, dass im Bereich der Hüften emotionale Verspannungen gespeichert werden. Spüre in dich hinein und lasse los, was du nicht mehr brauchst. Bleibe 2 bis 5 Minuten je Seite und spüre in der Rückenlage nach.

5. Twist
Auf der ersten Seite dieser Position überlege dir, was du loslassen, wovon du dich befreien möchtest. Was möchtest du nicht mitnehmen ins neue Jahr? Auf der zweiten Seite schenke dir ein wenig Dankbarkeit für die Dinge, die du bereits gemeistert hast und die dich auf deinem Weg unterstützen. Bleibe 2 bis 5 Minuten je Seite und spüre in der Rückenlage nach.

6. Unterstützte Brücke
Diese Position symbolisiert den Übergang in das Neue. Lasse dich schwer auf deine Unterlage sinken. Fühle dich gehalten und getragen, während du gleichzeitig in die Öffnung für das Neue hineinspürst. Bleibe 3 bis 5 Minuten und wechsele dann gleich in die nächste Position.

7. Wasserfall
Behalte auch im Wasserfall die Unterstützung unter deinen Hüften bei und strecke die Beine in die Luft. Stütze dich auch gern an einer Wand ab, falls nötig. Erlaube dir einen Moment der Ruhe und der Regeneration, bevor der Kreislauf des Jahres von Neuem beginnt.

8. Entspannte Rückenlage
Spüre der Wirkung dieser Praxis nach und bleibe hier so lange, wie du möchtest, wenigstens aber 3 Minuten.

Dein Ritual für heute

Notiere dir auch heute deine Träume, am besten gleich nach dem Aufstehen. Wenn du mit Orakelkarten arbeitest, ziehe heute deine Karte für den Monat Juni. Sie repräsentiert das Thema des Monats, das dich begleiten wird.

Solltest du in der Nacht der Wintersonnenwende das 13-Wünsche-Ritual begangen haben, kannst du nun deinen sechsten Wunschzettel verbrennen.

Heute ist auch wieder ein guter Tag für eine Reinigungsräucherung. Räume auf, reinige deine Wohnung und räuchere. Ideal sind Weißer Salbei, Weihrauch, Beifuß, Wacholder oder Kampfer. Du kannst diese Reinigung auch schön mit dem folgenden Ritual verbinden. Du brauchst dazu:

- Zettel und Stift
- Räuchergefäß
- Räuchermischung (beispielsweise Salbei und Myrrhe)

Dieses Ritual lädt dich dazu ein, Vergebung zu praktizieren und Negatives loszulassen. Schreibe dir alles auf, was du loslassen und wovon du dich befreien möchtest, zum Beispiel alte Gewohnheiten, negative Überzeugungen und hinderliche Glaubenssätze.

Dann schreibe dir alle Personen auf, über die du dich einmal geärgert hast und warum. Das kannst auch du selbst sein – wir können selbst unsere schlimmsten Kritiker sein!

Dann stelle dir alle diese Personen nacheinander vor deinem inneren Auge vor und lasse ein gutes Gefühl zwischen dir und dieser Person zu. Sage dann still (oder laut) zu dieser Person: »Ich vergebe dir.«

Doch hier ist Vorsicht geboten, denn das kann bei sehr belastenden Dingen triggernd sein. Ich empfehle dir, mit kleinen Ärgernissen anzufangen.

Verbrenne nun deine Liste in einem feuerfesten Räuchergefäß mit einer Räuchermischung.

Affirmation und Reflexion

Fragen, die du dir heute stellen kannst:

- Was ist noch nicht vergeben? Was braucht noch einen Abschluss?
- Was darf ich loslassen, um Raum für neue positive Erfahrungen zu schaffen?
- Welche alten Gewohnheiten oder Überzeugungen hindern mich daran, vorwärtszukommen?
- Welche Situationen oder Personen verursachen in mir negative Gefühle? Wie kann ich diese loslassen?
- In welchen Bereichen meines Lebens brauche ich mehr Balance?
- Wie kann ich mich flexibler und offener gegenüber Veränderungen zeigen?
- Welche Schatten möchte ich ans Licht bringen und transformieren?

Ich bin bereit, Negatives loszulassen und schaffe Raum für neue positive Energien in meinem Leben.

7. Raunacht

Öffnung für das Neue

Datum: 31. Dezember

Monat: Juli

Sternzeichen: Krebs

Themen: Öffnung für das Neue

Du bist nun in der zweiten Hälfte der Raunächte angekommen! Die siebte Raunacht steht für den Monat Juli, den Monat der Feste, des Feierns und der Verbindung. Genau wie die Silvesternacht, die wir heute feiern. Diese Nacht steht für die Öffnung für das Neue, das so kurz bevorsteht. Deshalb wollen wir heute noch einmal das alte Jahr Revue passieren lassen und uns bereit machen für den Neubeginn.

Was sich dahinter verbirgt

Die siebte Raunacht steht für den Monat Juli und das Sternzeichen Krebs. Der Krebs ist ein Wasserzeichen, das an der tiefsten Stelle im Horoskop zu finden ist – er steht für unser Unbewusstes, unsere Gefühlswelt, unsere innere Heimat. Ähnlich wie der Mond ist der Krebs im Deutschen männlich – dabei symbolisieren beide von Natur aus unsere weibliche Seite. Der Krebs repräsentiert das Yin in uns, unsere Weiblichkeit, Emotionen und unser Seelenleben.

Aber nicht nur in grammatikalischer Sicht erscheint dieses Sternzeichen zunächst einmal konträr, auch die Energie des zugeordneten Monats ist eher eine Yang-Energie: Wir sind mitten im Hochsommer angekommen, wenn die Sonne uns in ihr helles Licht taucht und Hitze bringt. Die Energie ist nach außen gerichtet, wir feiern Feste und verbinden uns mit anderen. Der Krebs hingegen ist eher introvertiert und nach innen gerichtet.

Das sieht zunächst wie ein unlösbarer Widerspruch aus. Wenn wir uns aber mit der alten östlichen Heilkunde beschäftigen, wie dem Ayurveda, der Schwestermedizin des Yoga oder auch mit der TCM, dann sehen wir, dass wir diese Gegensätze brauchen – sie sind es, die uns wieder in Balance bringen. Das Wasser und die Stille des Krebses schützen uns davor, zu überhitzen und helfen uns auch, in der sehr nach außen gerichteten Welt unsere innere Stimme nicht zu vergessen.

Denn nur, wenn wir mit uns selbst verbunden sind und in uns selbst verwurzelt unsere innere Heimat gefunden haben, können wir diese Verbindung und das Gefühl nach außen tragen.

Dein Flow für die siebte Raunacht

Die heutige Yogapraxis ist eine gefühlvolle Praxis, die das Element Wasser in dir nährt und dich tief in deine innersten Wünsche und Träume schauen lässt. Sie öffnet dich für das Neue, was vor dir liegt und gibt dir die Kraft und das Vertrauen, auf deine innere Stimme zu hören. Sie schenkt dir die Ruhe und Kraft der Introspektion und schenkt dir einen Moment der Auszeit und des Ruhens in deinem tiefsten Sein, bevor das Rad des Jahres und des Alltags sich wieder zu drehen beginnen.

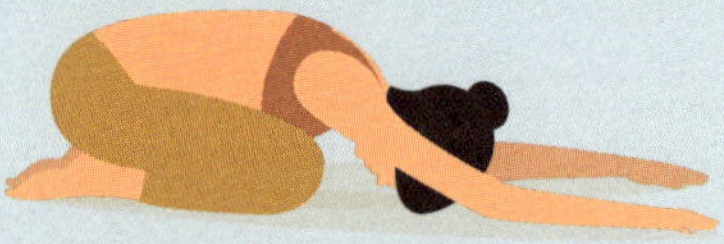

1. Kind

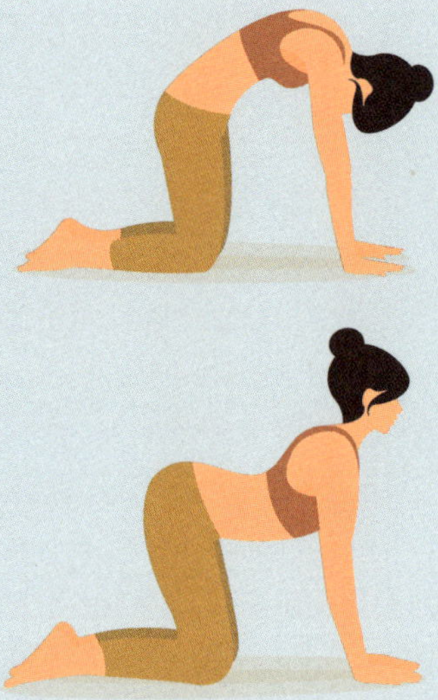

2. Katze-Kuh

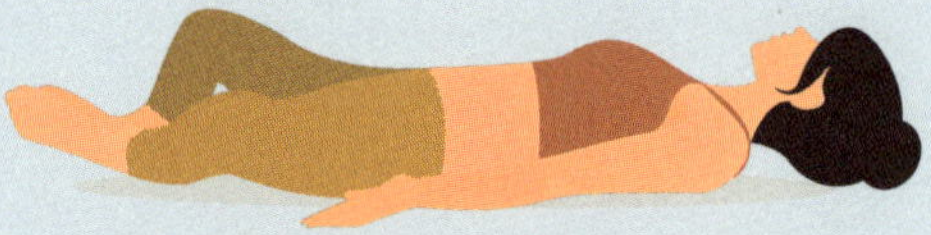

5. Liegender Schmetterling

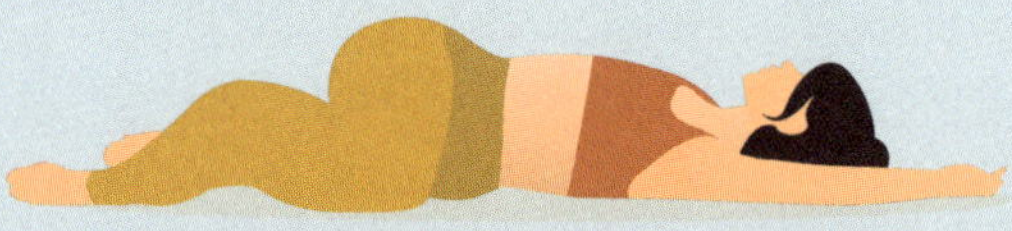

8. Twist

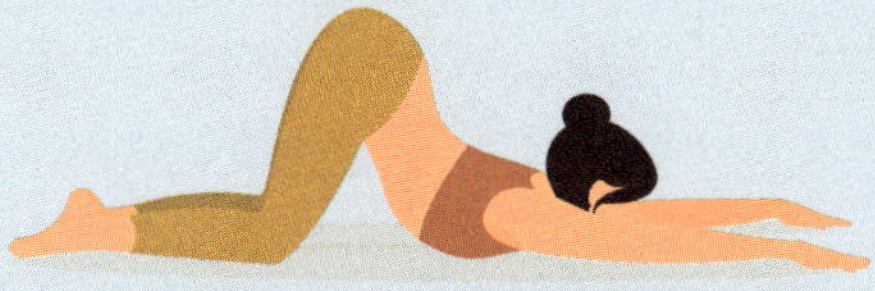

3. Öffnende Herzstellung

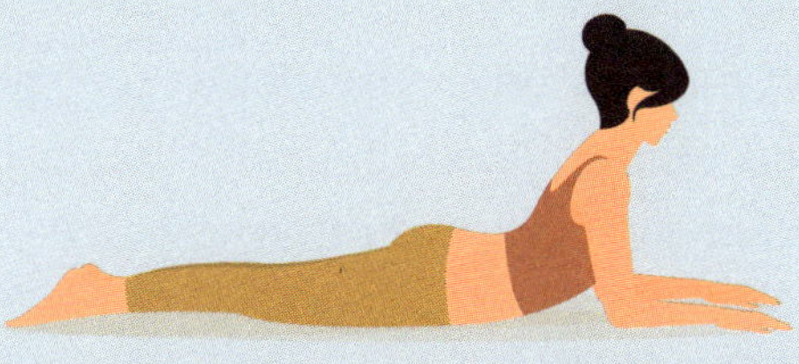

4. Sphinx

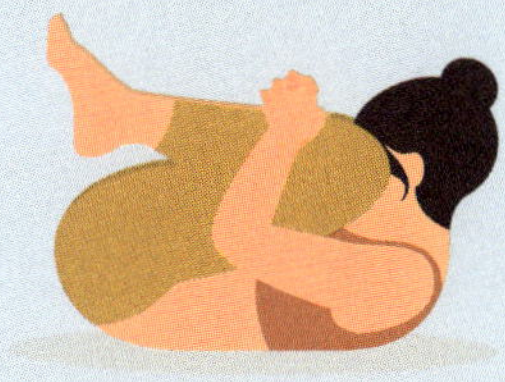

6. Knie zur Brust

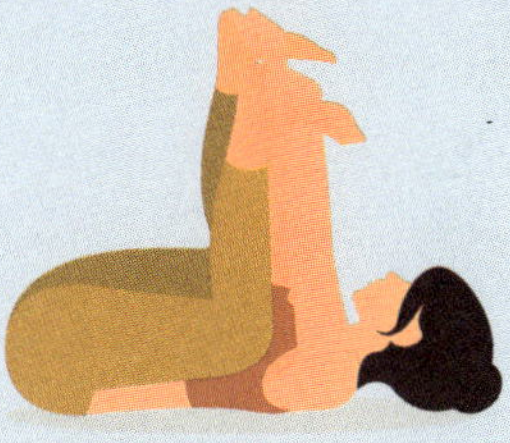

7. Happy Baby

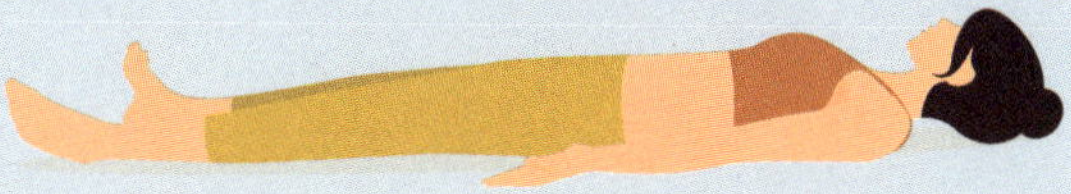

9. Entspannte Rückenlage

1. Kind

Beginne in der Kindhaltung. Lasse deine Stirn sanft Richtung Erde sinken und nutze diesen ersten Moment der Stille und des Ankommens, um dich ganz mit deinen inneren Wünschen und Träumen zu verbinden. Das Sternzeichen Krebs wird auch Moonchild (»Mondkind«) genannt. Gib deinem inneren Kind den Impuls, gehalten und unterstützt zu sein. Bleibe hier 1 bis 3 Minuten.

2. Katze-Kuh

Aus der Kindhaltung fließe in einige genussvolle Runden Katze-Kuh. Führe die Bewegungen geschmeidig und intuitiv aus und spüre in dich hinein, was dir heute gut tut. Genieße die sanfte Mobilisation deiner Wirbelsäule und die Verbindung von Atem und Bewegung.

3. Öffnende Herstellung

Lasse dich nun aus dem Vierfüßlerstand in die Position des schmelzenden Herzens gleiten. Stelle dir vor, wie sich dein Herz mehr und mehr deiner inneren Weisheit öffnet, während du sanft Richtung Erde entspannst. Verweile hier für 2 bis 5 Minuten und spüre anschließend in der Kindhaltung nach.

4. Sphinx

Finde dich dann in die Sphinx. Lege, wenn du möchtest, deine Daumenrückseiten an deine Stirn. Stelle dir vor, wie ein sanftes Licht über die Krone deines Kopfes in deinen Körper einströmt und dich mit heilsamer Energie füllt. Bleibe hier für 2 bis 5 Minuten und spüre anschließend in der Bauchlage nach.

5. Liegender Schmetterling

Komme in die Rückenlage für den liegenden Schmetterling. Verbinde diese Haltung mit einer Herzöffnung, indem du ein Bolster, Blöcke oder eine gerollte Decke unter deine Brust legst. Wiederhole innerlich die Affirmation: »Ich bin bereit für den Neubeginn und empfange das Neue mit offenem Herzen.«

6. Knie zur Brust

Ziehe dann für einen Moment die Knie zur Brust und schaukle sanft von Seite zu Seite, gönne deinem Rücken eine kleine Massage. Diese Position ist wie eine Kindesposition in Rückenlage.

7. Happy Baby

Du kannst in der Knie-zur-Brust-Haltung bleiben oder in das glückliche Kind wechseln. Gönne dir auch hier eine kleine Massage, indem du sanft von Seite zu Seite schaukelst. Lasse dein inneres Kind wissen, dass alle seine Bedürfnisse genährt werden. Bleibe 2 bis 3 Minuten und spüre anschließend in Rückenlage nach.

8. Twist

Nutze den Twist, um noch einmal das alte Jahr zu reflektieren. Auf der ersten Seite schaue zurück auf das alte Jahr. Lasse alles los, was im alten Jahr bleiben soll, und bedanke dich für alle Erfahrungen, Geschenke und Herausforderungen. Auf der zweiten Seite drehe dich zum neuen Jahr hin, begrüße das Neue und schaue voll Vertrauen und Zuversicht in die Zukunft, im Wissen, dass das Universum dich schützt und deine Bedürfnisse genährt werden. Bleibe 2 bis 3 Minuten je Seite.

9. Entspannte Rückenlage

Spüre der Wirkung dieser Praxis nach und bleibe in *Shavasana* so lange, wie du möchtest, wenigstens aber 3 Minuten. Lass alle Eindrücke und Energien nachwirken und genieße diesen Moment der vollkommenen Entspannung und Erneuerung.

Dein Ritual für heute

Notiere dir auch heute deine Träume, am besten gleich nach dem Aufstehen. Wenn du mit Orakelkarten arbeitest, ziehe heute deine Karte für den Monat Juli. Sie repräsentiert das Thema des Monats, das dich begleiten wird.

Du kannst auch heute räuchern, wenn du möchtest. Ideale Räucherstoffe heute sind Myrrhe oder Sandelholz – oder nutze deine bevorzugte Mischung. Lasse dich von deiner Intuition leiten.

Solltest du in der Wintersonnwendnacht das 13-Wünsche-Ritual begangen haben, kannst du nun deinen siebten Wunschzettel verbrennen.

Altes abwaschen

Nutze die Energie des Wassers, um den Übergang mit einer kleinen Reinigung zu zelebrieren, nimm ein Bad mit Meersalz und wasche alles Alte ab. Salz hat die besondere Eigenschaft, alte Energien zu binden. Falls du keine Badewanne hast, nimm eine Dusche mit Meersalz.

Stelle dir dabei vor, wie sich alte und dunkle Energien langsam auflösen und dein Energiefeld gereinigt wird.

Wenn du magst, wiederhole dabei diese Affirmation: »Ich lasse alles Alte und Belastende los. Ich reinige mich von allem, was mir nicht mehr dient. Ich öffne mich für das Neue und empfange es mit einem reinen und offenen Herzen.«

Affirmation und Reflexion

Fragen, die du dir heute stellen kannst:

- Welche neuen Möglichkeiten und Chancen erkenne ich für das kommende Jahr?
- Welche alten Muster oder Verhaltensweisen möchte ich hinter mir lassen?
- Was möchte ich im kommenden Jahr in mein Leben einladen?
- Wie kann ich mich besser mit meiner inneren Stimme verbinden?
- Welche emotionalen Bedürfnisse habe ich, die ich bisher vernachlässigt habe?

Ich bin bereit für den Neubeginn und empfange das Neue mit offenem Herzen.

---

8. Raunacht

Mut und Zuversicht

Datum: 1. Januar

Monat: August

Sternzeichen: Löwe

Themen: Mut, Zuversicht und Lebensfreude

Die achte Raunacht steht ganz im Zeichen des extravertierten und lebenslustigen Löwen, der für Selbstverwirklichung, Lebensfreude, Schaffenskraft und Energie steht – ganz wie der dazugehörige Sonnenmonat August. Diese Nacht ist eine Einladung, den Mut und die Zuversicht in uns zu stärken und unsere Projekte und Ziele mit neuer Energie zu nähren.

Was sich dahinter verbirgt

Die achte Raunacht steht für den Monat August und das Sternzeichen Löwe. Dem Löwen sind die Sonne und das Element Feuer zugeordnet. Stand der Krebs eher für die dunkle, weibliche Mondseite, so repräsentiert der Löwe die strahlende, helle, männliche Sonnenseite. Der Löwe ist lebendig, mutig und voller Energie.

Der August ist ein Monat der Fülle und Kraft, aber auch des Müßiggangs. Wir befinden uns mitten im Sommer, die Sonne strahlt und erfüllt uns mit Energie. Am Ende des Monats kündigt sich der Herbst an – eine Zeit, um uns noch einmal mit dem Licht und der Wärme der Sonne zu verbinden, unsere Ziele und Projekte zu nähren und zur Reife zu bringen.

Dein Yogaflow für die achte Raunacht

In der heutigen Yogapraxis verbinden wir uns ganz mit der Kraft und der strahlenden Energie des Löwen. Wir üben den Löwenatem, der gleichzeitig auch ein Reinigungsatem ist, öffnen unser Herz und spüren die Kraft in herausfordernderen Positionen wie dem Drachen und dem Sattel.

Erinnere dich daran, dass der Löwe mutig, aber nicht übermütig ist! Wenn eine Position für dich zu schwierig ist, findest du im zweiten Kapitel passende Alternativen und Modifikationen.

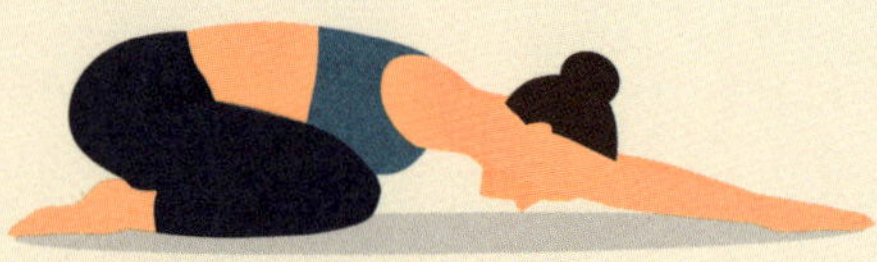

1. Kind

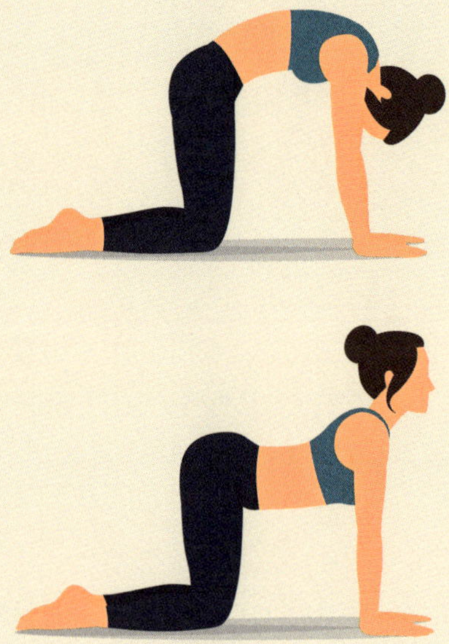

2. Katze-Kuh

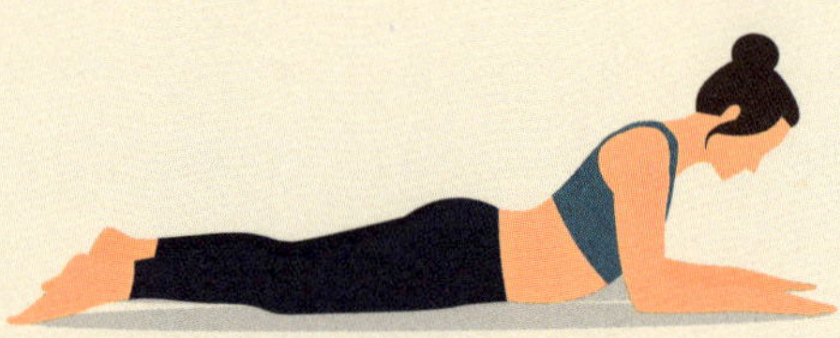

5. Sphinx

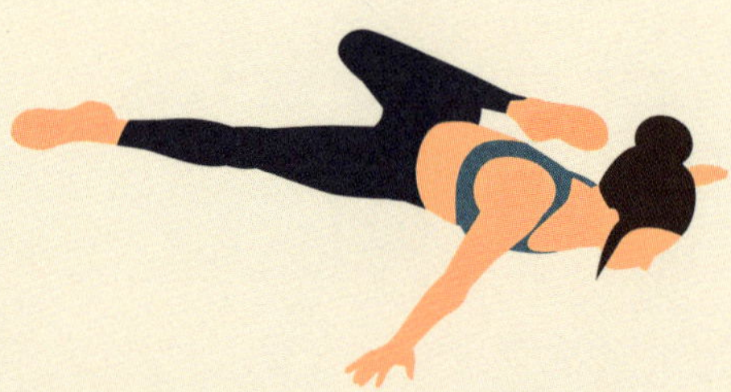

6. Offene Flügel

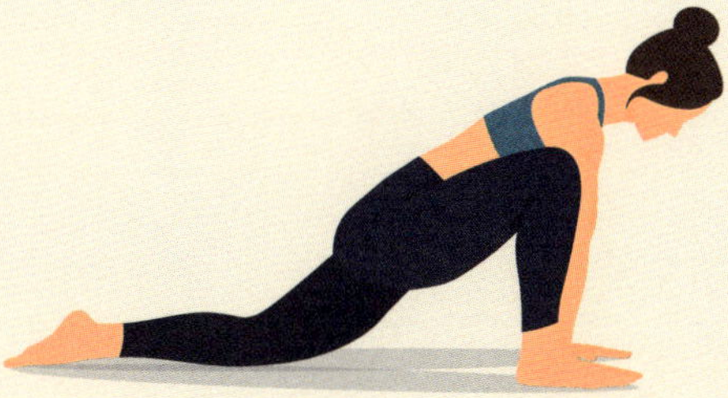

3. Drache

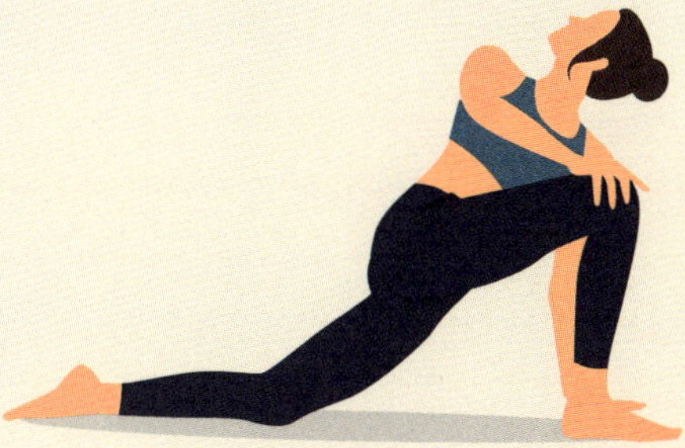

4. Gedrehter Drache

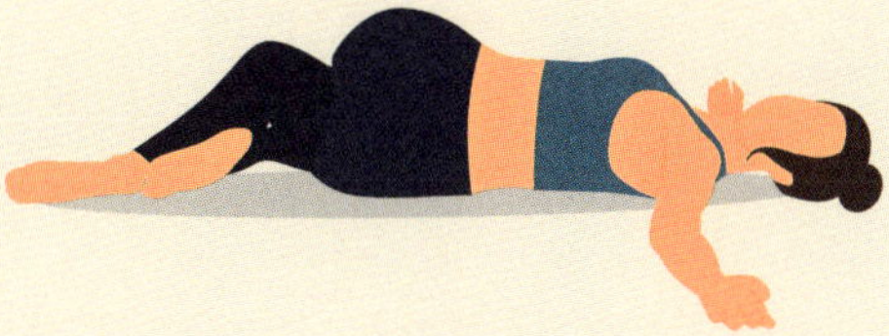

7. Twist

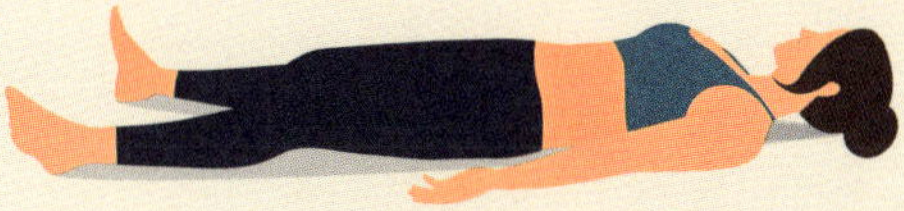

8. Entspannte Rückenlage

1. Kind
Beginne deine Praxis in der Kindhaltung, um dich in der Stabilität und Geborgenheit der Erde zu fühlen. Bleibe 1 bis 3 Minuten hier.

2. Katze-Kuh
Komme in den Vierfüßlerstand und übe einige Runden Katze-Kuh, diesmal aber mit einem umgekehrten Atem: Atme ein in den Katzenrücken und aus in die Kuhhaltung. Übe dabei den Löwenatem. Spüre, wie das Feuer des Löwen in deinem Inneren erwacht, dein Selbstvertrauen stärkt und gleichzeitig deine Gedanken reinigt.

3. Drache
Bringe nun aus dem Vierfüßlerstand deinen rechten Fuß nach vorn in die hohe Drachenhaltung. Spüre die Kraft, die in dieser Position liegt. Wenn du magst, stelle dir ein goldenes Licht vor, das in deinen Körper einströmt und dich mit Mut und Kraft erfüllt. Bleibe etwa 1 bis 2 Minuten und wechsle dann in den gedrehten Drachen auf dieser Seite.

4. Gedrehter Drache
Drehe dich aus deiner Mitte heraus zum rechten Bein und lasse das goldene Licht der Sonne in dein Nabelchakra strömen, während du die Position des gedrehten Drachen einnimmst. Spüre die Kraft des Löwen in deiner Mitte und bleibe für 1 bis 2 Minuten. Spüre dann kurz in der Kindhaltung nach und übe den Drachenflow zur anderen Seite. Verweile dann am Ende in der Kindhaltung oder in der Bauchlage, um nachzuspüren.

5. Sphinx

Aus der Bauchlage finde dich in die Haltung der Sphinx oder des Seehundes beziehungsweise des Seelöwen. Stelle dir vor, wie ein sanftes goldenes Licht über die Krone deines Kopfes in deinen Körper einströmt und dich mit Kraft, Mut und Zuversicht füllt. Bleibe hier 2 bis 5 Minuten und spüre dann in der Bauchlage nach.

6. Offene Flügel

Öffne deine Arme zur Seite in die Position der offenen Flügel. Fühle, wie sich deine Brust und Schultern öffnen, bereit, sich mutig den Herausforderungen des Lebens zu stellen. Verweile für 1 bis 3 Minuten auf jeder Seite und lass die Sonnenenergie dich durchfluten.

7. Twist

Finde dich in eine sanfte Drehung für deine Körpermitte. Spüre in deine Mitte hinein und begrüße das neue Jahr und die neuen Erfahrungen und Herausforderungen, die vor dir liegen, mit Mut und Zuversicht. Bleibe 2 bis 5 Minuten je Seite.

8. Entspannte Rückenlage

Spüre der Wirkung deiner Praxis nach und tauche ein in die Stille, während du die strahlende Sonnenkraft in dir nachwirken lässt. Verweile hier für mindestens 3 Minuten und genieße die innere Ruhe und Stärke, die du gefunden hast.

Dein Ritual für heute

Notiere dir auch heute deine Träume, am besten gleich nach dem Aufstehen. Wenn du mit Orakelkarten arbeitest, ziehe heute deine Karte für den Monat August. Sie repräsentiert das Thema des Monats, das dich begleiten wird.

Solltest du in der Nacht der Wintersonnenwende das 13-Wünsche-Ritual begangen haben, kannst du nun deinen achten Wunschzettel verbrennen.

Das neue Jahr begrüßen

Nutze die Stille des Neujahrstages, um auch heute ein wenig innezuhalten und in die Frische des neuen Jahres einzutauchen. Gehe hinaus und mache einen kleinen Neujahrsspaziergang. Atme die klare Luft ein, spüre, wie dein Körper sich bewegt. Spüre deine Lebendigkeit.

Nimm dir dann ein wenig Zeit, das neue Jahr in Dankbarkeit zu begrüßen und den Segen des neuen Jahres in dich aufzunehmen.

Glück verschenken

Seit jeher ist es ein Brauch am Neujahrstag, anderen Menschen Glück zu wünschen und Glückssymbole zu verschenken. Wünsche anderen Menschen Glück und zeige dich großzügig. Sende ihnen Glück und Segen und erinnere dich daran, dass das Glück, das du teilst, auch zu dir zurückkehren wird. Dieses Ritual stärkt nicht nur deine Verbindung zu anderen, sondern erfüllt auch dein eigenes Herz mit Freude und Dankbarkeit.

Affirmation und Reflexion

Fragen, die du dir heute stellen kannst:

- Wo in meinem Leben wünsche ich mir mehr Mut und Zuversicht?
- Glaube ich an mich selbst? Vertraue ich mir selbst?
- Was bringt mich zum Strahlen?
- Welche Talente möchte ich entfalten?
- Wie kann ich meine innere Stärke entwickeln und nutzen?
- Wie kann ich mehr Vertrauen in meine Fähigkeiten entwickeln?

Ich begrüße das neue Jahr mit Mut und Zuversicht. Ich öffne mich für neue Möglichkeiten und empfange den Segen, der auf meinem Weg liegt.

---

9. Raunacht

Klarheit und Selbstfürsorge

Datum: 2. Januar

Monat: September

Sternzeichen: Jungfrau

Themen: Struktur und Klarheit, Geduld, Selbstfürsorge

Das Thema der neunten Raunacht ist Struktur und Klarheit, aber auch Geduld und Selbstfürsorge. Diese Nacht steht ganz im Zeichen der ordnungsliebenden, strukturgebenden Jungfrau, einem Erdzeichen.

Was sich dahinter verbirgt

Die neunte Raunacht steht für den Monat September und das Sternzeichen Jungfrau. Auf das Feuer des Löwen folgt die Erde, die strukturgebend ist und Ordnung und Klarheit bringt. Der Jungfrau wohnt die Rolle des Aufräumens und Ordnung Schaffens inne. Sie schafft Klarheit, indem sie Unwichtiges oder Überschüssiges aussortiert und zum Vorschein bringt, was verbessert werden kann. Damit zusammen hängt auch ihre Zuständigkeit für Vernunft und Gesundheit. So lenkt sie die überschießende Energie des Löwen wieder in geordnete Bahnen und lehrt uns, gewissenhaft mit unseren Ressourcen umzugehen.

Der September markiert den Übergang vom Sommer zum Herbst, einer Zeit, die auch in der TCM dem Erdelement zugeordnet ist. Obwohl der Sommer offiziell vorbei ist, erleben wir oft noch warme Tage. Die Herbst-Tag-und-Nacht-Gleiche, die zwischen dem 21. und 23. September gefeiert wird, symbolisiert diese Balance, da Tag und Nacht gleich lang sind. Nun beginnt die Natur langsam, sich zurückzuziehen, und die Tage werden nach und nach kürzer.

Der September ist eine Zeit der Ernte, der Fülle und der Dankbarkeit, aber auch des Loslassens. Das Jahreskreisfest *Mabon*, das zweite von drei Erntefesten, hat einen besonderen Bezug zu den Raunächten. Es ist die Gelegenheit, deine Aufzeichnungen zu reflektieren. Welche Wünsche haben sich erfüllt? Welche Ziele hast du erreicht? Was darf noch reifen, was ist nicht mehr wichtig?

Die Energie der Raunächte verändert sich von der stillen, nach innen gerichteten Energie zu einer geschäftigeren Energie. Für viele kehrt nun wieder der Alltag ein, und die Qualität dieser Raunacht, unterstützt durch das Sternzeichen Jungfrau, hilft beim Neuordnen und Strukturieren. Dennoch sollten wir uns bewusst sein, dass wir uns energetisch noch immer im Winter befinden – du darfst es also langsam angehen lassen, uns sammeln und die Akkus aufladen.

Dein Flow für die neunte Raunacht

In der heutigen Yogapraxis ehren wir das Erdelement und die Zeit des Übergangs mit nährenden, erdverbundenen Positionen, die Regeneration schenken und dich in deiner Mitte ankommen lassen.

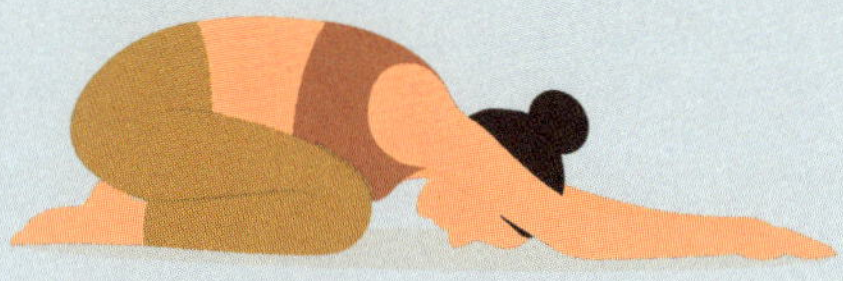

1. Kind

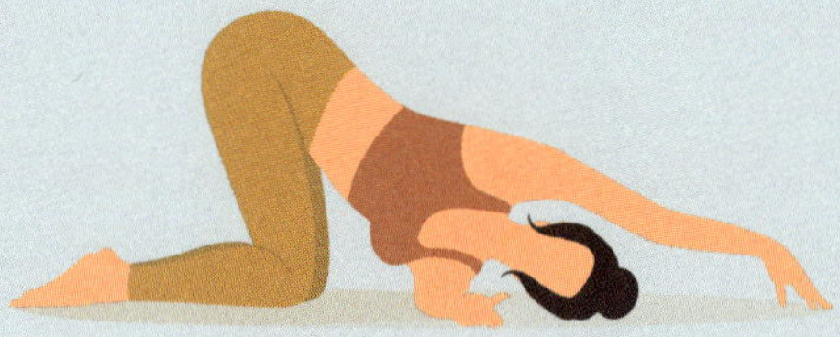

2. Gedrehte öffnende Herzstellung

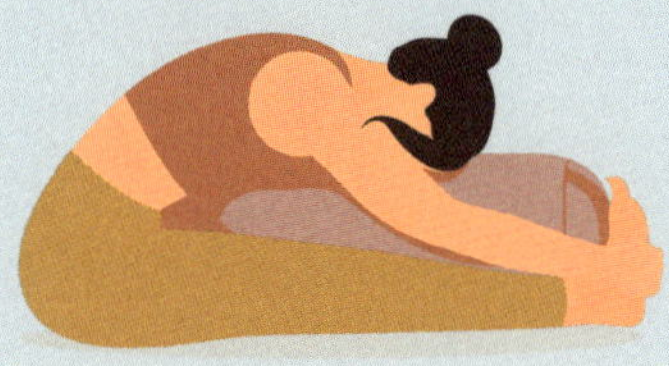

4. Raupe mit Bolster

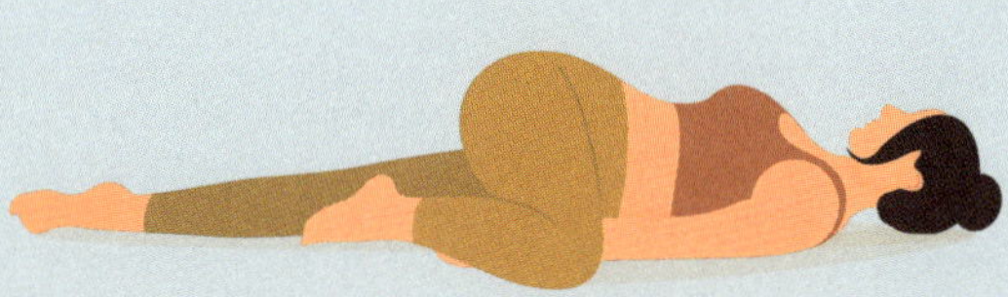

6. Twist

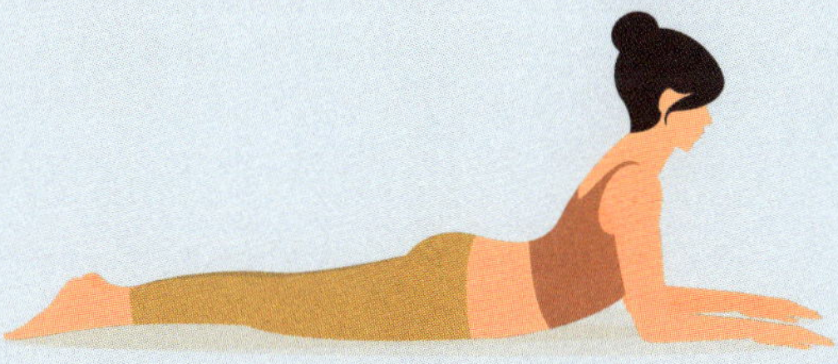

3. Sphinx

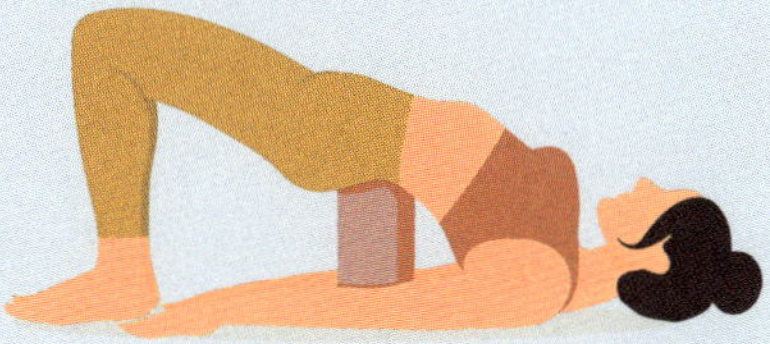

5. Unterstützte Brücke

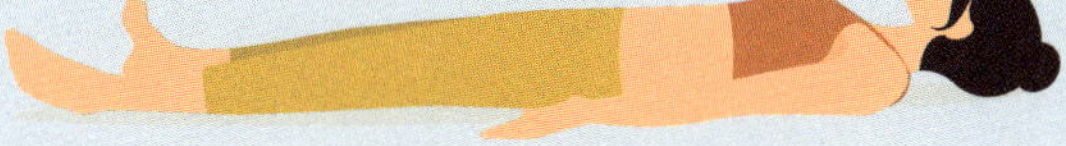

7. Entspannte Rückenlage

1. Kind

Lasse dich in der Kindhaltung ankommen. Fühle hier die Verbundenheit mit der Erde. Lasse dich mit jedem Atemzug ein wenig mehr in die Unterlage sinken. Atme das goldene Licht des Spätsommers und frühen Herbstes ein und schenke dir einen Moment des Ankommens und Ausruhens, einen Moment der Regeneration. Frage dich: »Was möchte ich ernten im neuen Jahr?« Bleibe hier 3 bis 5 Minuten.

2. Gedrehte öffnende Herzstellung

Komme in den Vierfüßlerstand und strecke deinen rechten Arm zur Seite aus. Öffne dich zu deiner rechten Seite hin und fädele den rechten Arm unter der linken Schulter hindurch. Während du dich öffnest, spüre die Dankbarkeit für die Erkenntnisse, die du während der Raunächte gewonnen hast. Wiederhole das einige Male und verweile dann in der gedrehten Haltung für 2 bis 3 Minuten. Lasse dich sanft sinken und genieße diesen Moment des Innehaltens. Begebe dich dann für einen Moment in die Kindhaltung und wechsle dann die Seite. Spüre am Ende noch einmal in der Kindhaltung nach.

3. Sphinx

Nimm die Haltung Sphinx oder Seehund ein. In der Sphinx kannst du, wenn du möchtest, deine Daumenrückseiten an deine Stirn legen. Stelle dir vor, wie ein sanftes Licht über die Krone deines Kopfes in deinen Körper einströmt und dich mit einem goldenen Licht füllt, das dir Klarheit in den Gedanken bringt. Bleibe hier 2 bis 5 Minuten und spüre dann in der Bauchlage nach.

4. Raupe

Setzte dich für die Position der Raupe auf deiner Matte ab. Lege dir bei Bedarf gern eine Decke unter, um dich in der Vorbeuge zu unterstützen. Lege dir, wenn du magst, ein Bolster oder Kissen auf deine Oberschenkel und lasse dich sanft darüber sinken. Fühle einen Moment der Geborgenheit und der Selbstfürsorge. Frage dich selbst: »Wie kann ich mich mit meiner inneren Mitte verbinden? Wage ich es, meinem Bauchgefühl zu trauen?« Bleibe 3 bis 5 Minuten und lege dich dann in der Rückenlage ab.

5. Unterstützte Brücke

Finde dich in die unterstützte Brücke. Lasse deine Beine entweder aufgestellt oder gestreckt. Mit gestreckten Beinen ist diese Position etwas intensiver und dehnt die Körpervorderseite ein wenig mehr. Das wirkt nochmal besonders auf die Milz- und Magenmeridiane, die Meridiane des Erdelements. Lasse dich schwer auf deine Unterlage sinken. Fühle dich gehalten und getragen von der Erde. Nur wenn wir gut auf uns achten und unsere Bedürfnisse respektieren, haben wir auch die Energie, unsere Wünsche und Träume zu verwirklichen und unser Licht in die Welt zu bringen. Bleibe 3 bis 5 Minuten und wechsele dann in die nächste Position.

6. Twist

Komme auch heute zum Abschluss in eine Drehung deiner Wahl, um deine Mitte zu spüren. Bleibe 2 bis 5 Minuten je Seite.

7. Entspannte Rückenlage

Spüre der Wirkung deiner Praxis nach und tauche ein in die Stille, während du noch einmal das goldene Licht des Spätsommers auf dich wirken lässt. Verweile hier für mindestens 3 Minuten und genieße die Klarheit, die du gewonnen hast.

Dein Ritual für heute

Notiere dir auch heute deine Träume, am besten gleich nach dem Aufstehen. Wenn du mit Orakelkarten arbeitest, ziehe heute deine Karte für den Monat September. Sie repräsentiert das Thema des Monats, das dich begleiten wird.

Solltest du in der Nacht der Wintersonnenwende das 13-Wünsche-Ritual begangen haben, kannst du nun deinen neunten Wunschzettel verbrennen.

Klarheit schaffen

Heute lade ich dich ein, über deine Ziele und Träume zu meditieren. Zunächst einmal möchtest du vielleicht aufräumen, um Platz zu schaffen und deine Umgebung zu ordnen. Eine klare und geordnete Umgebung kann auch zu innerer Klarheit beitragen.

Du kannst diese Mediation gern auch im Anschluss an deine Yogapraxis machen.

Komme an deinen Meditationsplatz und nimm dir ein wenig Zeit, anzukommen, dich zu erden, und deinen Atem ruhiger werden zu lassen. Schließe deine Augen und stelle dir einen wunderschönen Ort vor, den Ort deiner Ziele und Träume. Das kann ein Ort in der Natur sein oder ein anderer Ort, an dem du dich besonders wohl fühlst.

Visualisiere nun deine Ziele und Träume. Stelle sie dir vor deinem inneren Auge vor. Welche Farben, Formen oder Symbole tauchen auf? Welche Gefühle verbindest du mit deinen Zielen?

Konzentriere dich auf ein Ziel nach dem anderen und stelle dir vor, wie du dieses Ziel erreichst. Welche Schritte sind notwendig? Wie fühlst du dich, wenn du dieses Ziel erreicht hast? Wie fühlt sich das in deinem Körper an?

Wenn du magst, gib dir zu jedem Ziel eine Affirmation mit, die dir Sicherheit gibt und dir dabei hilft, deine Ziele zu erreichen. Das können Affirmationen sein wie: »Ich bin auf dem richtigen Weg.« oder »Ich habe die Klarheit und die Kraft, meine Ziele zu erreichen.«

Nimm dir zum Abschluss einige Minuten Zeit, um die Bilder und Gefühle, die während der Meditation aufgetaucht sind, zu reflektieren und notiere deine Erfahrungen, Gedanken und Gefühle in einem Tagebuch.

Morgen darfst du dann etwas kreativer werden.

Affirmation und Reflexion

Fragen, die du dir heute stellen kannst:

- Welche Bereiche meines Lebens benötigen mehr Ordnung und Struktur?
- Welche alten Muster oder Gewohnheiten hindern mich daran, klare Strukturen zu schaffen?
- Welche neuen Gewohnheiten und Routinen möchte ich etablieren? Was unterstützt mich dabei?
- Wie kann ich meine Zeit und Energie besser organisieren?
- Wie kann ich mein tägliches Leben besser organisieren, um mehr Klarheit zu finden?
- Welche Segnungen habe ich im letzten Jahr erfahren und wofür bin ich dankbar?
- Wie kann ich mich mit meiner inneren Mitte verbinden? Wage ich es, meinem Bauchgefühl zu trauen?

Mit Klarheit und Struktur
gehe ich meinen Weg.

10. Raunacht

Balance und Harmonie

Datum: 3. Januar

Monat: Oktober

Sternzeichen: Waage

Themen: Balance und Harmonie, Vision

So langsam nähern wir uns dem Ende der Raunächte – Zeit, noch einmal über deine Vision zu meditieren und Balance und Harmonie zu finden. Die zehnte Raunacht mit der Waage als Sternzeichen eignet sich besonders dafür.

Was sich dahinter verbirgt

Die zehnte Raunacht steht für den Monat Oktober und das Sternzeichen Waage. Die Waage ist ein Luftzeichen, dessen Qualität es ist, Balance und Ausgleich zu schaffen. Sie ist wie der Stier mit dem Planeten Venus verbunden, dem Glücks- und Liebesplaneten, der für Beziehungen und Wertschätzung steht – im Außen, aber auch zu uns selbst. Sie folgt auf die Tag-und-Nacht-Gleiche des Septembers, wir sind immer noch in einer Zeit der Fülle und der Reife, aber auch des langsamen Abschiednehmens.

Die Bäume erstrahlen noch einmal in ihrer bunten rot-goldenen Pracht, wir können die letzten Sonnenstrahlen genießen und werden gleichzeitig daran erinnert, dass die Zeit des Abschiednehmens naht, wenn der Wind der Veränderung die Blätter von den Bäumen weht und die Natur sich langsam zurückzieht. Die Tiere sammeln die letzten Früchte ein und bereiten sich auf den Rückzug vor, um die kommenden kargen Wintermonate zu überstehen.

So kannst du auch diese Raunacht noch einmal für dich nutzen, Ideen zu sammeln, dich mit deiner inneren Vision zu verbinden und Balance und Harmonie zu finden zwischen deinen Wünschen und den Anforderungen des Alltags.

Dein Flow für die zehnte Raunacht

Die heutige Yogapraxis lädt dich ein, Balance zu finden, noch einmal die Kraft und die Fülle mit offenen Armen aufzunehmen und dich mit deiner Vision zu verbinden. Du findest heute deshalb auch einige Yang-Positionen, nämlich den Baum und den stehenden Halbmond, nach innen gerichtete, meditative Yin-Positionen, die den kommenden Rückzug ehren, und das Bild der Umarmung in der Position der Adlerarme. Wir üben die Wechselatmung, die ganz besonders für Balance und Ausgleich steht.

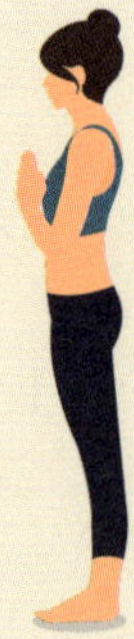

1. Bergposition mit Namasté

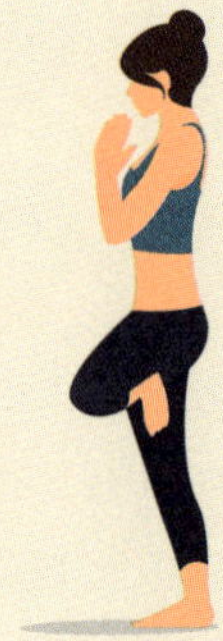

2. Baum

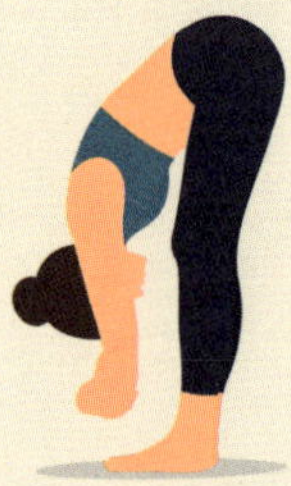

5. Stehende Vorbeuge

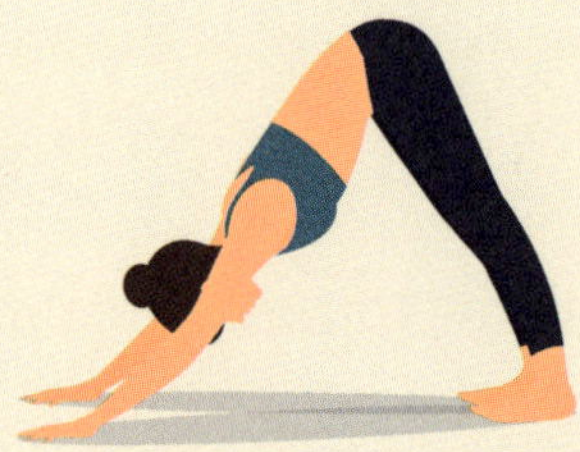

6. Herabschauender Hund

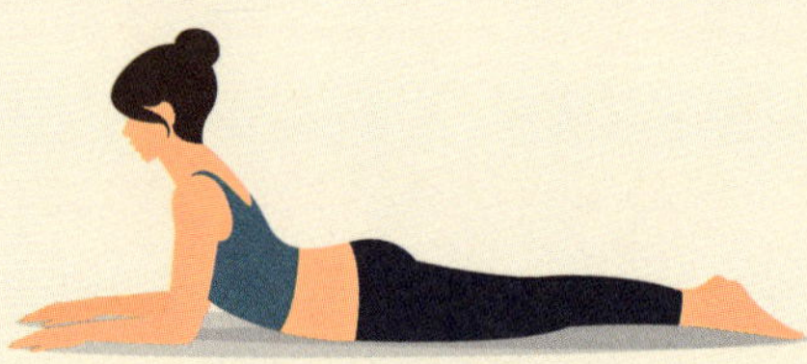

8. Sphinx

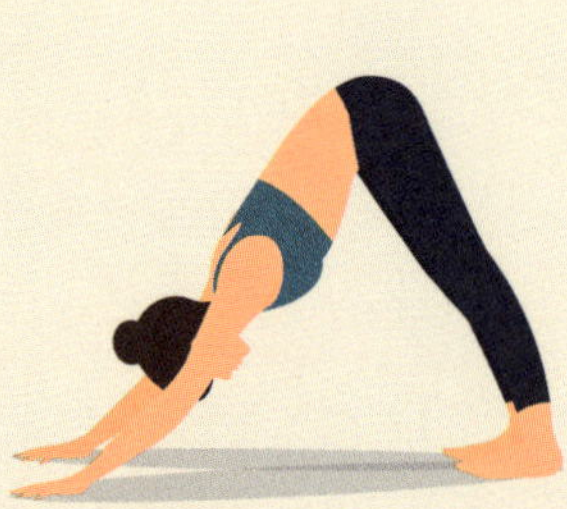

10. Herabschauender Hund

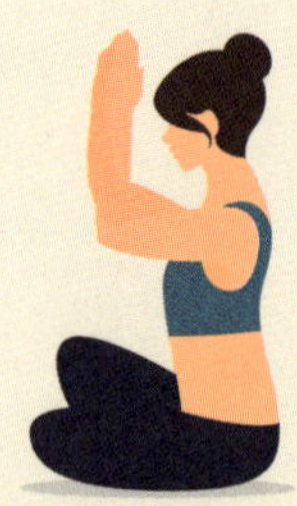

11. Adlerarme

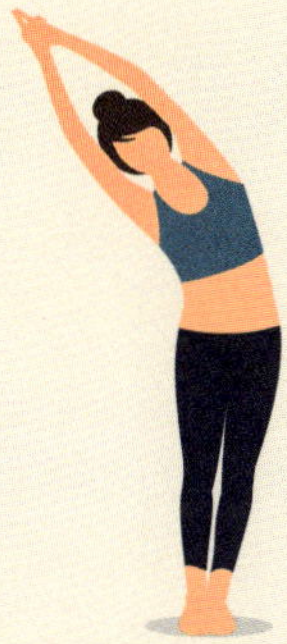

3. Stehender Halbmond

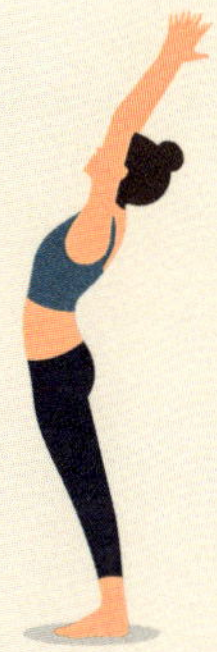

4. Über halben Sonnengruss zur Vorbeuge

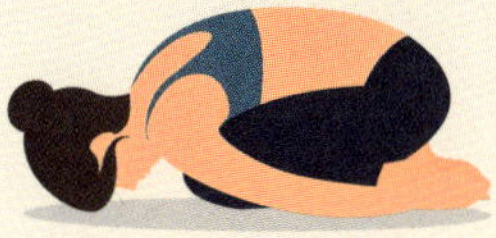

7. Kind

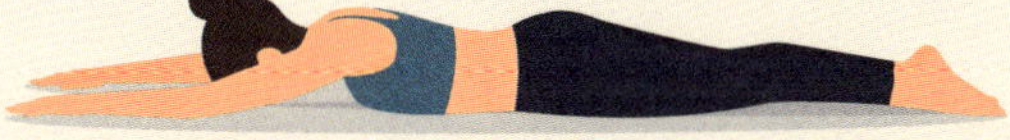

9. Bauchlage

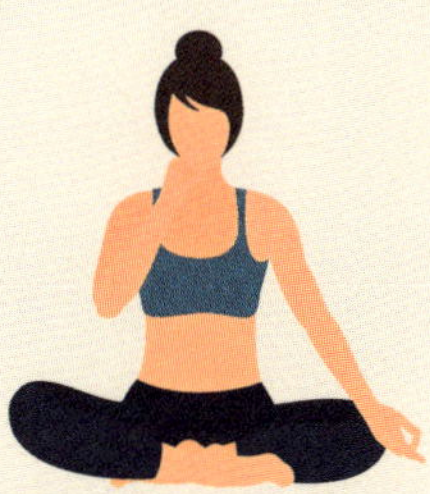

12. Wechselatmung

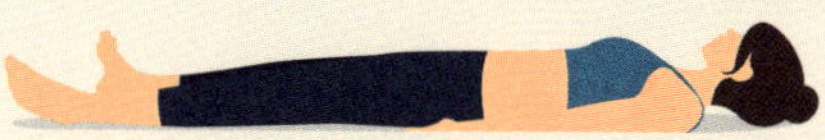

13. Entspannte Rückenlage

1. Bergposition
Beginne in der Bergposition mit gefalteten Händen vor dem Herzen. Atme tief ein und aus, um dich zu erden und in deiner Mitte zu finden.

2. Baum
Stelle dich auf ein Bein und bringe die Fußsohle des anderen Beines an den inneren Oberschenkel oder die Wade. Finde deine Balance und konzentriere dich auf einen Punkt vor dir. Lasse deine Arme entweder vor dem Herzen oder über dem Kopf in Namasté. Halte für 5 Atemzüge.

3. Stehender Halbmond
Hebe nun die Arme über den Kopf und neige deinen Oberkörper zur Seite, um einen sanften Halbmond zu formen. Spüre die Dehnung in deiner Seite und genieße die Balance. Halte für 5 Atemzüge und wechsle dann die Seite.

4. Halber Sonnengruß
Übe den halben Sonnengruß einige Male hintereinander und komme dann in die stehende Vorbeuge.

5. Stehende Vorbeuge
Lass deinen Oberkörper aus der Vorbeuge hängen. Halte die Ellbogen mit den Händen und schwinge sanft hin und her, um Spannungen in Rücken und Nacken zu lösen. Bleibe hier für 1 bis 3 Minuten.

6. Herabschauender Hund
Von der stehenden Vorbeuge komme in den herabschauenden Hund. Wenn du magst, kannst du deine Knie abwechselnd strecken und beugen. Spüre die Dehnung in deinen Beinen und im Rücken, atme tief ein und aus.

7. Kind
Setze dich auf die Fersen und komme in die Kindhaltung. Lasse deine Stirn sanft Richtung Erde sinken und atme tief ein und aus, spüre, wie du von der Erde getragen wirst. Wenn du magst, lege dir gern einen Block oder ein Kissen unter die Stirn, um dein Stirnchakra zu aktivieren, den Sitz deiner Visionen. Bleibe hier 1 bis 3 Minuten.

8. Sphinx

In der Sphinx lege gern deine Handrücken Richtung Stirn und wiederhole dir die Affirmation »Ich vertraue auf mein inneres Wissen und meine Weisheit.« Bleibe 2 bis 4 Minuten.

9. Bauchlage

Spüre in der Bauchlage nach. Für eine hingebungsvolle Haltung bringe gern wie in der Kindhaltung deine Hände nach vorn in eine Gebetshaltung. Bleibe 1 Minute.

10. Herabschauender Hund

Komme in den herabschauenden Hund als Zwischenposition und bleibe hier für 5 Atemzüge.

11. Schnürsenkel mit Adlerarmen

Komme in die Position des Schnürsenkels oder alternativ in den Schneidersitz. Bringe deine Arme in die Adlerhaltung oder schenke dir eine kleine Umarmung. Wenn dein rechtes Bein oben beziehungsweise vorn ist, lege den linken Arm nach oben und umgekehrt. Bleibe 2 bis 3 Minuten und wechsle dann die Seite.

12. Wechselatmung

Übe anschließend noch einige Runden Wechselatmung. Diese Atmung wirkt ganz besonders auf unser *Ajna*-Chakra, gleicht beide Gehirn- und Körperhälften aus und bringt Balance. Eine Anleitung findest du auf Seite 92.

13. Entspannte Rückenlage

Spüre die Verbundenheit mit deiner inneren Weisheit und bleibe hier so lange, wie du möchtest, wenigstens aber 3 Minuten.

Dein Ritual für heute

Notiere dir auch heute deine Träume, am besten gleich nach dem Aufstehen. Wenn du mit Orakelkarten arbeitest, ziehe heute deine Karte für den Monat Oktober. Sie repräsentiert das Thema des Monats, das dich begleiten wird.

Solltest du in der Wintersonnwendnacht das 13-Wünsche-Ritual begangen haben, kannst du nun deinen zehnten Wunschzettel verbrennen.

Wenn du heute räuchern möchtest, empfehle ich dir eine Räucherung mit Weihrauch, Holunder, Palo Santo oder Sandelholz.

Visionboard erstellen

Ein Visionboard ist ein kraftvolles Werkzeug, um deine Ziele und Träume für das kommende Jahr zu visualisieren und zu manifestieren. Überlege dir, was du erreichen möchtest. Nimm dir gern deine Aufzeichnungen vom gestrigen Ritual zu Hilfe.

Sammle Bilder aus Zeitschriften und bastle eine Collage daraus, fertige eigene Zeichnungen an oder zeichne eine Mindmap. Du darfst gern kreativ werden!

Hänge dein Visionboard an einen Platz, den du täglich sehen kannst und stelle dir vor, wie es sich anfühlt, deine Träume zu verwirklichen. Dies hilft dir, fokussiert und motiviert zu bleiben und deine Visionen Schritt für Schritt in die Realität umzusetzen.

Affirmation und Reflexion

Fragen, die du dir heute stellen kannst:

- Was sind meine größten Visionen und Träume für die Zukunft?
- Wo benötige ich mehr Balance und Harmonie in meinem Leben?
- Wo ist etwas nicht in Balance? Wie kann ich das ändern?
- Welche Erfahrungen habe ich im letzten Jahr gewonnen und wie kann ich sie nutzen?
- Wie kann ich meine Visionen klarer formulieren und verfolgen?
- Was bedeutet es für mich, mich selbst zu erkennen und zu verstehen?

Ich vertraue auf mein inneres Wissen
und meine Weisheit.

---

11. Raunacht

Loslassen und Abschied

Datum: 4. Januar

Monat: November

Sternzeichen: Skorpion

Themen: Loslassen, Abschied nehmen, Wandlung

Das Thema der elften Raunacht ist Loslassen. Diese Nacht steht ganz im Zeichen des dunklen, mystischen Skorpions. Gibt es noch irgendetwas, das dich von der Umsetzung deiner Vision zurückhält? Heute lassen wir in einer transformierenden Praxis alten Groll los und versöhnen uns mit unseren Schattenseiten.

Was sich dahinter verbirgt

Die elfte Raunacht steht für den Monat November und das Sternzeichen Skorpion. Der Skorpion ist ein Wasserzeichen, das für Tiefe, Transformation und intensive Emotionen steht. Er lädt uns ein, uns mit unseren tiefsten Gefühlen auseinanderzusetzen und alles loszulassen, was uns nicht mehr dient.

Der November ist eine Zeit des Wandels und des Rückzugs. Die Natur hat sich in einen Zustand der Ruhe und Stille begeben, und auch wir sind eingeladen, uns nach innen zu wenden und die vergangenen Monate zu reflektieren. Der Skorpion hilft uns, in die Tiefe zu gehen und alles loszulassen, was uns belastet. Es ist eine Zeit, alte Wunden zu heilen und uns von emotionalen Lasten zu befreien.

Die Natur macht es uns vor: Im späten Herbst werfen die Bäume ihre Blätter ab und ziehen ihre Energie weiter nach innen zurück. Sie lassen Altes los, was über die Wintermonate zu viel Energie verbrauchen würde, und konzentrieren sich auf das Wesentliche, um dann im Frühjahr in voller Kraft und Stärke zu erblühen.

Während die Tage kürzer werden und die Dunkelheit zunimmt, können wir diese Zeit nutzen, um uns mit unseren Schattenseiten zu versöhnen und uns auf die kommenden Veränderungen vorzubereiten. Der Skorpion unterstützt uns dabei, mutig in die Dunkelheit zu blicken und die Kraft der Transformation zu nutzen, um gestärkt und erneuert hervorzugehen.

Dein Flow für die elfte Raunacht

Die heutige Yogapraxis bietet dir noch einmal Gelegenheit, all das loszulassen, was dich noch belastet. Alten Groll, alten Ärger, belastende Gedanken – all das darf heute gehen. In dieser Praxis nutzen wir sanfte, aber tiefgehende Positionen, um uns mit unserer inneren Welt zu verbinden und die transformierende Energie des Skorpions zu nutzen.

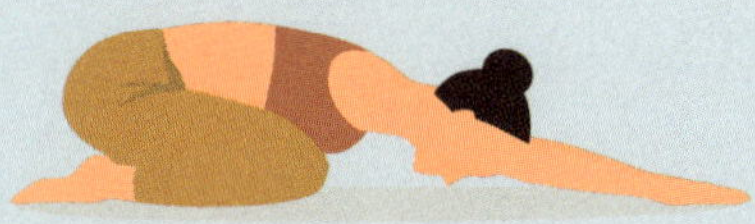

1. Kind

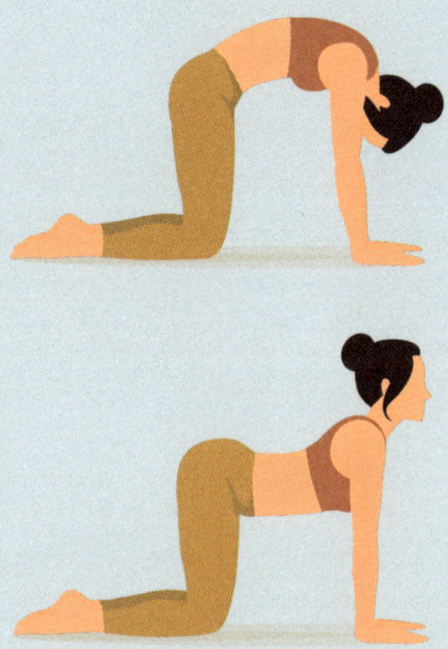

2. Katze-Kuh

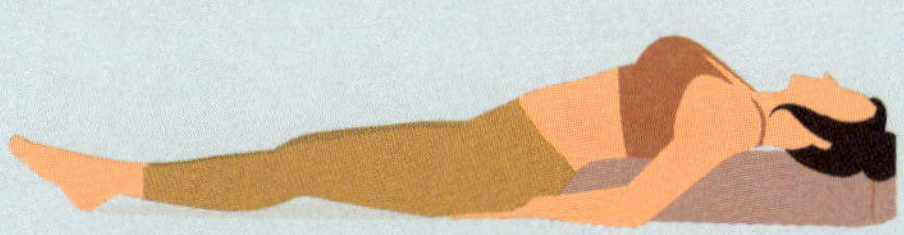

5. Unterstützter Fisch

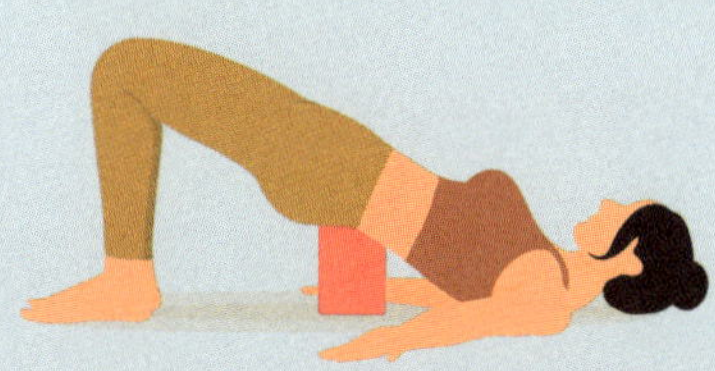

6. Unterstützte Brücke

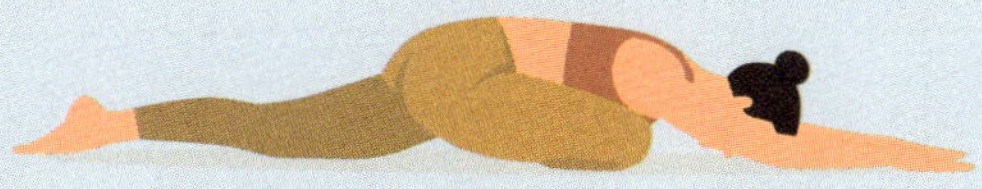

3. Schwan

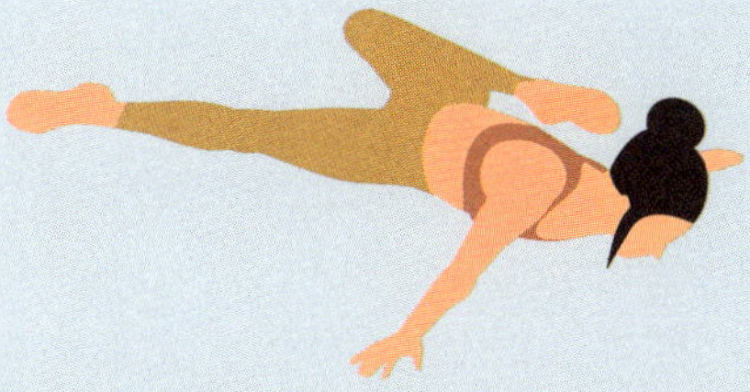

4. Offene Flügel

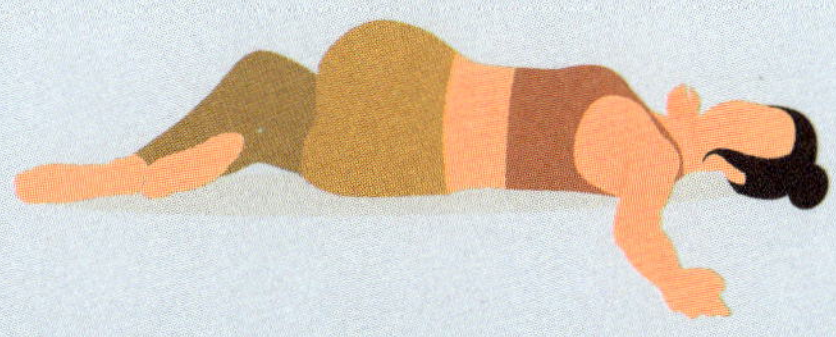

7. Twist

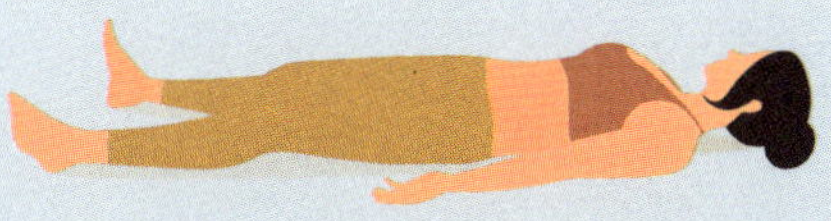

8. Entspannte Rückenlage

1. Kind

Beginne in der Kindhaltung. Lasse deine Stirn sanft Richtung Erde sinken. Atme tief ein und aus und spüre, wie du von der Erde getragen wirst. Stell dir vor, dass du mit jedem Ausatmen alten Groll und negative Emotionen loslässt. Bleibe hier für 2 bis 3 Minuten.

2. Katze-Kuh

Aus der Kindhaltung komme in eine sanfte, intuitive Katze-Kuh-Bewegung. Wenn du magst, kannst du auch hier mit dem umgekehrten Atem arbeiten: Atme in den Katzenrücken ein und stelle dir vor, wie du genährt wirst von deinem Inneren, atme aus, wenn du nach vorn kommst und stelle dir vor, dass du alten Groll loslässt. Wiederhole das einige Male.

3. Schwan und schlafender Schwan

Komme nun in den Schwan: Aus dem Vierfüßlerstand bringe dein rechtes Knie nach vorn zwischen deine Hände, strecke das linke Bein nach hinten aus und senke dein Becken zur Matte. Bleibe für etwa 1 Minute im sitzenden Schwan und lasse dann deinen Oberkörper nach unten sinken. Spüre die tiefe Öffnung in deinen Hüften und visualisiere, wie du alte, festgehaltene Emotionen loslässt. Verweile hier für 2 bis 4 Minuten und wechsle dann die Seite. Spüre dann in der Kindhaltung oder in der Bauchlage nach.

4. Offene Flügel

Aus der Bauchlage lege deinen rechten Arm am Boden ab und drehe dein rechtes Bein so weit über dein linkes, wie es für dich angenehm ist. Spüre die intensive Öffnung in der Brust und den Schultern. Stelle dir vor, dass du deine Flügel ausbreitest und Neues in dein Leben fliegen darf. Verweile hier für 2 bis 3 Minuten, wechsle dann die Seite. Spüre anschließend in der Bauchlage nach.

5. Unterstützter Fisch

Lege ein Kissen oder ein Bolster längs unter deinen Rücken, sodass dein Oberkörper leicht erhöht ist. Lege deinen Kopf sanft nach hinten und entspanne deine Arme seitlich neben deinem Körper. Spüre die Herzöffnung und sage dir innerlich: »Ich lasse Altes los und schaffe Platz für Neues.« Bleibe hier 3 bis 4 Minuten.

Schenke dir dann eine kleine Umarmung und sage dir selbst: »Ich akzeptiere und umarme alle Aspekte meines Selbst, auch meine Schattenseiten. Sie sind Teil meiner Ganzheit und bieten mir die Möglichkeit zur Heilung und Transformation.« Bleibe etwa 1 Minute und wechsle dann in die Umarmung mit dem anderen Arm oben. Bleibe auch hier 1 Minute und spüre dann in Rückenlage nach.

6. Unterstützte Brücke

Lege dann ein Kissen oder einen Block unter deinem Kreuzbein ab und lasse dich schwer in deine Unterlage sinken. Fühle dich unterstützt und gehalten. Der Skorpion ist ganz besonders mit dem Bereich des Kreuzbeins und des Sakralchakras verbunden. Erlaube es dir, dich tragen zu lassen und Transformation und Heilung anzunehmen. Bleibe hier 3 bis 5 Minuten.

7. Twist

Lasse dich beim Twist ganz auf dich selbst ein und spüre tief in dich hinein, um deine verborgenen Seiten liebevoll zu erkennen und zu integrieren. Während du auf der ersten Seite verweilst, lenke deine Aufmerksamkeit sanft auf die inneren Schatten und die Emotionen, die vielleicht im Verborgenen liegen. Beim Wechsel auf die andere Seite stelle dir vor, wie du diese Schatten ins Licht bringst und sie in positives Wachstum und Heilung verwandelst. Bleibe 2 bis 3 Minuten auf jeder Seite.

8. Entspannte Rückenlage

Zum Abschluss der Praxis finde noch einige Minuten der Entspannung. Verweile hier so lange, wie du möchtest, mindestens aber 3 Minuten. Lasse alle Anspannungen los und spüre der transformierenden Energie der Praxis in deinem Körper nach.

Dein Ritual für heute

Notiere dir auch heute deine Träume, am besten gleich nach dem Aufstehen. Solltest du nichts geträumt haben oder dich nicht mehr erinnern, trage dir einfach ein, wie du geschlafen hast und wie du dich gefühlt hast.

Wenn du mit Orakelkarten arbeitest, ziehe heute deine Karte für den Monat November. Sie repräsentiert das Thema des Monats, das dich begleiten wird.

Solltest du in der Nacht der Wintersonnenwende das 13-Wünsche-Ritual begangen haben, kannst du nun deinen elften Wunschzettel verbrennen.

Befreiung von Träumen und Wünschen, die dir nicht mehr dienen

In diesem Ritual liegt die Kraft, alte Verbindungen und Fesseln zu lösen und vergangene Träume zu verabschieden. Nimm ein Blatt Papier und schreibe darauf all jene Wünsche, die geplatzt sind, Träume, die verblasst sind, und Ideen, die aufgegeben wurden. Halte das Papier einen Moment lang nahe an dein Herz, spüre ihre Präsenz und bedanke dich bei ihnen. Doch dann ist es an der Zeit, sie freizugeben. Verbrenne das Papier und visualisiere dabei, wie diese Gedanken und Träume sich in die Weite des Universums hinausbewegen, um dort zu landen, wo sie gebraucht werden.

Mit jedem Atemzug entlässt du alles Schwere, das an ihnen hing, und öffnest dich für das, was vor dir liegt. Fühle die Befreiung, die mit dem Loslassen einhergeht, und sei bereit für die neuen Ideen, Träume und Wünsche, die nun zu dir fliegen dürfen.

Affirmation und Reflexion

Fragen, die du dir heute stellen kannst:

- Was darf ich loslassen, um Platz für Neues zu schaffen?
- Was bedeutet es für mich, Veränderungen zu akzeptieren und mit ihnen zu wachsen?
- Was hält mich davon ab, loszulassen, was mir nicht mehr dient?
- Wie kann ich lernen, Vergangenes hinter mir zu lassen und nach vorn zu schauen?
- Welche alten Glaubenssätze möchte ich loslassen?
- Was bedeutet Heilung für mich? Welche Heilungsprozesse möchte ich in meinem Leben anstoßen?

Ich lasse die Vergangenheit los und begrüße die Zukunft mit offenem Herzen.

---

12. Raunacht

Aufbruch und Entfaltung

Datum: 5. Januar

Monat: Dezember

Sternzeichen: Schütze

Themen: Aufbruch und Entfaltung

Wir nähern uns dem Ende der Raunächte. Heute in der zwölften Raunacht, einer Schlüsselnacht, hast du wieder die Gelegenheit, alles, was in den vergangenen Nächten nicht gut gelaufen ist, aufzulösen. Außerdem wollen wir die Erfahrungen der vergangenen Nächte integrieren, um so mit neuen Ideen und der zugehörigen Umsetzungskraft ins neue Jahr zu starten.

Was sich dahinter verbirgt

Die zwölfte Raunacht steht für den Monat Dezember und das Sternzeichen Schütze. Der Schütze ist ein feuriges Zeichen, das für unser Wissen, unsere Weisheit und die Entfaltung unserer Potenziale steht. Es ist ein abenteuerlustiges Zeichen, das gern Herausforderungen annimmt, um daran zu wachsen. Das ideale Zeichen also, um unsere Erkenntnisse der vergangenen Nächte zu integrieren und in das neue Jahr mit all seinen neuen Erfahrungen, Herausforderungen und Abenteuern zu starten.

Diese Nacht ist dem Dezember zugeordnet, dem dunkelsten Monat des Jahres, in dem das Licht neu geboren wird und ein neuer Zyklus beginnt. Es ist auch der Monat, in dem wir in die Magie und das Abenteuer der Raunächte eintauchen und die Weichen stellen für ein neues Jahr.

Die zwölfte Raunacht steht für Aufbruch, Entfaltung, Expansion, Weisheit, Abenteuer und die Entfaltung unserer Potenziale.

Dein Flow für die zwölfte Raunacht

Zur Integration der vergangenen Nächte habe ich nun eine kleine Chakra-Balance-Sequenz für dich erstellt. Wir gehen in der Yin-Yoga-Praxis die verschiedenen Chakren von unten nach oben durch, jeweils begleitet durch eine passende Affirmation zum jeweiligen Chakra, die dich bei der Manifestation und Realisierung deiner Ziele unterstützen soll.

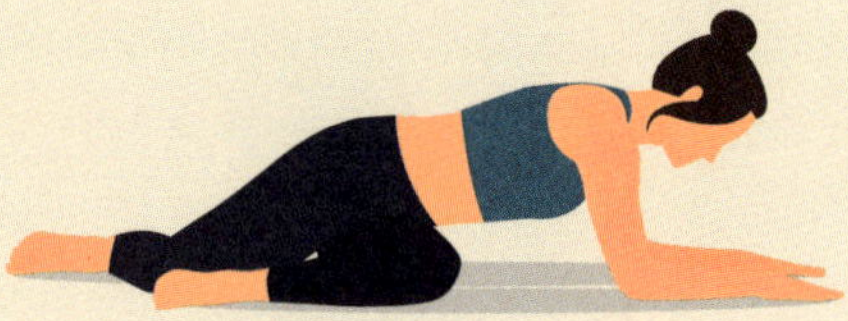

1. Reh

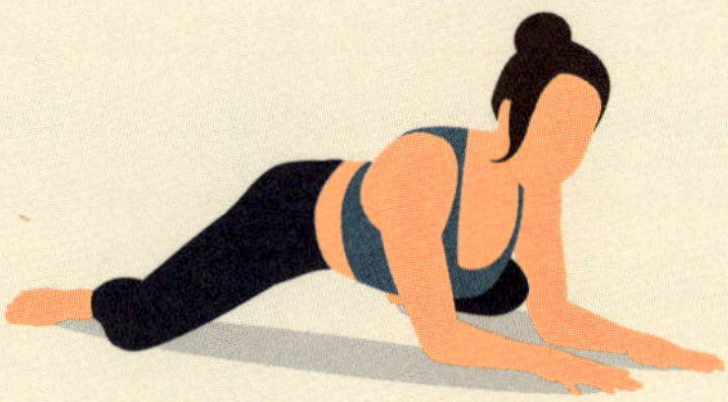

2. Frosch

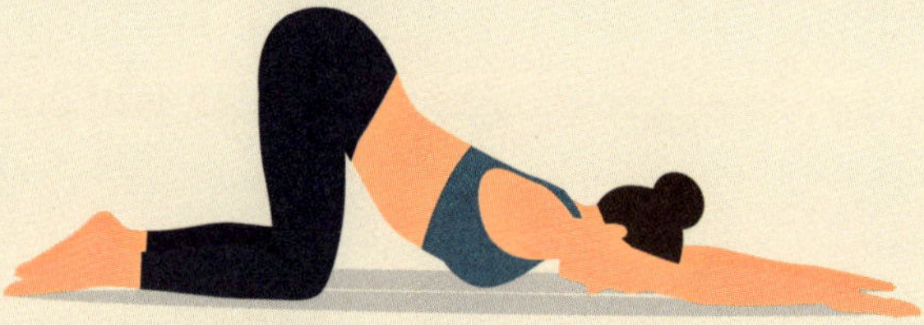

4. Öffnende Herzstellung

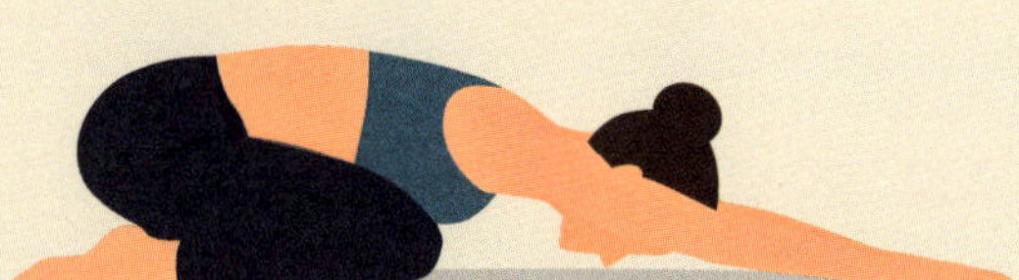

6. Kind

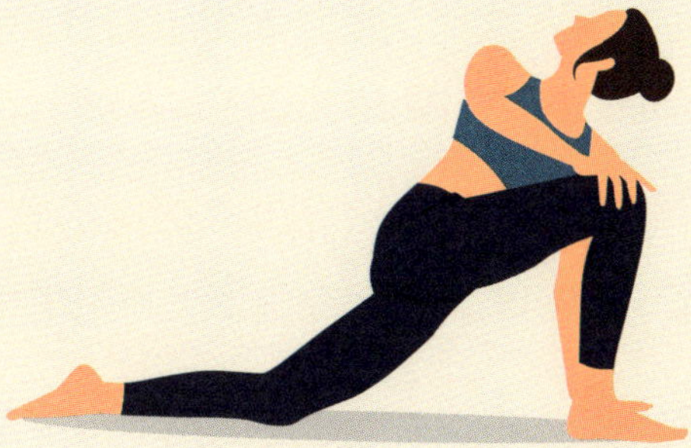

3. Gedrehter Drache

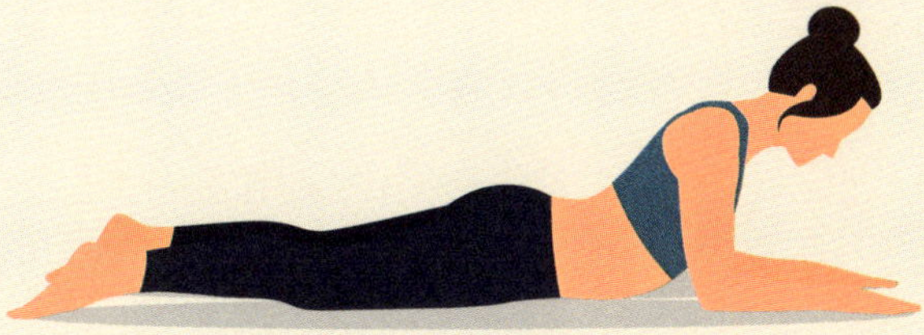

5. Sphinx

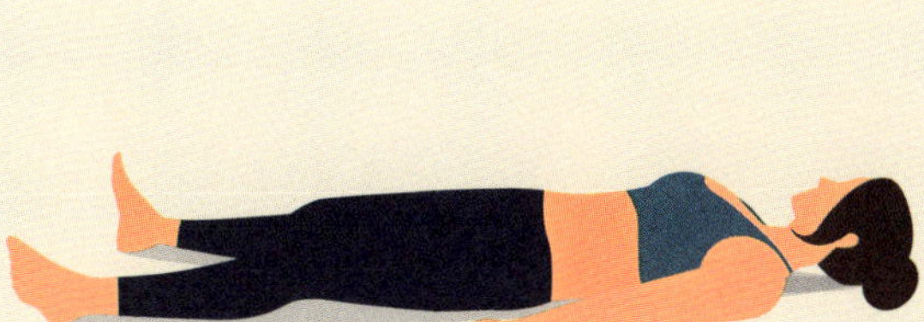

7. Entspannte Rückenlage

1. Reh

Diese Position symbolisiert das Wurzelchakra. Fühle dich verbunden mit der Erde und stelle dir im Bereich deines Steißbeins ein warmes Licht vor, das deinen Körper mit nährender roter Erdenergie füllt und dir die Kraft und das Fundament gibt, deine Wunschsamen wachsen zu lassen. Wiederhole die Affirmation: »Ich lasse alle Zweifel und Ängste los, die meinem Ziel im Wege stehen. Ich bin sicher und ich werde auf meinem Weg immer beschützt und geführt.« Bleibe auf jeder Seite 2 bis 3 Minuten.

2. Frosch

Finde dich nun in den Frosch, als Position für das Sakralchakra, das Zentrum unserer Schaffenskraft, das uns in Fluss bringt und unsere Ideen auf fruchtbarem Boden landen lässt. Stelle dir im Bereich deines Beckens ein sanftes Orange vor, das deinen ganzen Körper mit Energie und Schaffenskraft erfüllt. Wiederhole die Affirmation: »Ich erlaube mir, mit dem Fluss des Lebens zu gehen.« Bleibe hier 3 bis 5 Minuten und entspanne im Kind oder in der Bauchlage.

3. Gedrehter Drache

Der gedrehte Drache aktiviert *Manipura*, unser Nabelchakra, Zentrum unserer Willens- und Umsetzungskraft. Stelle dir im Bereich deines Nabels ein leuchtendes gelbes Licht vor, das dir den Mut und die Kraft zur Umsetzung deiner Ideen gibt. Wiederhole, wenn du magst, die Affirmation: »Ich bin mutig und vertraue meiner Kraft auf dem Weg zu meinem Ziel.« Bleibe 2 bis 3 Minuten je Seite und komme dann in den Hund oder die Kindhaltung und spüre dann in der Kindhaltung nach.

4. Öffnende Herzstellung

Die öffnende Herzstellung verbindet uns mit *Anahata*, dem Herzchakra, das unsere oberen und unteren Chakren verbindet und dafür sorgt, dass wir unseren Weg immer in Verbundenheit mit unserem Herzen gehen und uns mit Mitgefühl begegnen, auch wenn es mal nicht so läuft wie geplant. Visualisiere ein sanftes grünes Licht, das sich von deinem Herzen in deinem ganzen Körper ausbreitet. Wiederhole die Affirmation: »Ich bin voller Liebe und Mitgefühl für mich und andere. Ich bin bereit, auch Fehler und Misserfolge zu akzeptieren und vertraue darauf, immer wieder auf den richtigen Weg zu finden.« Bleibe hier 3 bis 5 Minuten und entspanne im Kind oder in der Bauchlage.

5. Sphinx

Die Sphinx steht für unser Halschakra, das Zentrum der Kommunikation und Inspiration. Es hilft uns, unsere Ideen nach außen zu tragen und uns dabei stets selbst treu zu bleiben. Stelle dir im Bereich deines Halses ein hellblaues oder türkisfarbenes Licht vor, das dich ganz mit Inspiration und Mut erfüllt, deine Ideen in die Welt zu bringen. Wiederhole die Affirmation: »Ich drücke meine Intention wahrhaftig und mit klarer Absicht aus.« Bleibe hier 3 bis 5 Minuten und entspanne in der Bauchlage.

6. Kind

Das Kind steht hier für *Ajna*, unser Stirnchakra, oder auch Drittes Auge genannt. Um *Ajna* zu aktivieren, lege deine Stirn auf der Matte, einem Block oder einem Kissen ab und lasse dich entspannt sinken. *Ajna* ist das Zentrum unserer Intuition und Vision. Visualisiere im Bereich deiner Stirn ein indigoblaues Licht und wiederhole die Affirmation: »Ich kann meine Vision manifestieren.« Bleibe hier 3 bis 5 Minuten.

7. Entspannte Rückenlage

Shavasana ist nicht nur eine Entspannungshaltung, es symbolisiert heute auch das Kronenchakra, das sich etwas außerhalb unseres Körpers oberhalb unseres Scheitels befindet. Es ist das Zentrum unserer Spiritualität und des Eins-Seins mit dem großen Ganzen. Stelle dir hier vor, wie ein heilsames weißes Licht über deine Krone in deinen ganzen Körper strömt. Wiederhole die Affirmation: »Ich bin eins mit meiner Vision. Ich bin verbunden mit meinem höheren Selbst, meiner inneren Weisheit. Ich bin.«

Stelle dir dann vor, wie diese Weisheit entlang deiner Chakren nach unten wandert und wie deine Vision, dein Wunsch, Wirklichkeit wird. Das ist der Strom der Manifestation, der deine Träume Realität werden lässt.

Bleibe hier so lange wie du möchtest, wenigstens aber 3 Minuten.

Dein Ritual für heute

Notiere dir auch heute deine Träume, am besten gleich nach dem Aufstehen. Wenn du mit Orakelkarten arbeitest, ziehe heute deine Karte für den Monat Dezember. Sie repräsentiert das Thema des Monats, das dich begleiten wird.

Wenn du heute räuchern möchtest, empfehle ich dir eine Räucherung mit Weihrauch, Myrrhe, Angelikawurzel oder Palo Santo.

Solltest du in der Nacht der Wintersonnenwende das 13-Wünsche-Ritual begangen haben, kannst du nun deinen zwölften Wunschzettel verbrennen.

Morgen am 6. Januar ist dann noch ein Zettel übrig. Diesen öffnest du – das ist der Wunsch, um den du dich selbst kümmern darfst.

Negatives auflösen

Dieses Ritual kennst du bereits aus der vierten Raunacht. Da auch heute wieder eine Schlüsselnacht ist, hast du wieder die Gelegenheit, eine Kurskorrektur vorzunehmen und Negatives aufzulösen. Dieses Ritual kannst du bei Bedarf ausführen.

Schreibe alles auf, was die letzten zwölf Nächte nicht gut war oder was du loslassen möchtest. Verbrenne dieses Papier in einer feuerfesten Schale und visualisiere dabei, wie all das Negative sich auflöst und Platz für Neues schafft.

Dankbarkeitsritual

Nun reflektiere all die positiven Erfahrungen und Erkenntnisse der letzten Raunächte. Schreibe eine Liste mit allem, wofür du dankbar bist, und halte einen Moment inne, um diese Dankbarkeit bewusst zu spüren. Danke dem Universum für die vergangenen Erfahrungen und bewahre die Liste an einem besonderen Ort auf.

Frische des neuen Jahres einladen
Die Raunächte sind nun vorüber und das neue Jahr steht vor der Tür. Öffne um Mitternacht oder am frühen Morgen alle Fenster und lade die Frische des neuen Jahres ein. Lass die frische Luft in dein Zuhause strömen, um die Energien des neuen Jahres willkommen zu heißen.

Affirmation und Reflexion

Fragen, die du dir heute stellen kannst:

- Welche neuen Wege möchte ich im kommenden Jahr gehen?
- Was möchte ich bereinigen, um frei für einen Neuanfang zu sein?
- Welche alten Themen möchte ich endgültig hinter mir lassen, um mit klarer Energie ins neue Jahr zu starten?
- Wie kann ich die Energie der vergangenen Raunächte nutzen, um das kommende Jahr positiv zu gestalten?
- Wie kann ich die Botschaften und Weisheiten meiner Träume und Orakel für mein Leben nutzen?
- Was bedeutet der Neuanfang für mich und wie kann ich diesen voller Vertrauen und Zuversicht angehen?

Ich öffne mein Herz für neue Abenteuer
und starte mutig und voller Zuversicht
in einen neuen Anfang.

So nutzt du deine Erkenntnisse aus den Raunächten

Ich hoffe, deine Reise durch die Raunächte war erfüllend für dich und du hattest einen magischen Übergang ins neue Jahr.

Selbstreflexion sollte ein fortlaufender Prozess sein, der nicht mit dem Ende der Raunächte aufhört. Es bietet sich an, die Praxis einer Raunacht im jeweils zugeordneten Monat zu wiederholen. Das ist eine gute Gelegenheit, deine Aufzeichnungen zu überprüfen und zu reflektieren, inwieweit sich deine Ziele, Träume und Wünsche bereits erfüllt haben – und was du möglicherweise noch tun darfst.

Ich empfehle dir, die einzelnen Yogasequenzen jeweils nach dem Neumond zu wiederholen, der auch dem entsprechenden Sternzeichen der jeweiligen Raunacht zugeordnet ist. Eine Übersicht über die Neumondtermine findest du auf meiner Website (www.yogamitmartina.de). Auch die Jahreskreisfeste bieten sich dafür an.

Yoga im Jahreskreis – so geht es weiter

Spätestens mit dem 6. Januar enden die Raunächte und das Tor zur Anderswelt schließt sich wieder. Neben den Raunächten gibt es noch einige weitere magische Tage im Jahr, die du für dich nutzen kannst, die Jahreskreisfeste – sozusagen Raunächte außerhalb der Raunächte. Auch diese Tage und Nächte sind wunderbare Gelegenheiten zur Reflexion und zur Innenkehr. Wir zählen insgesamt acht Jahreskreisfeste, die ihren Ursprung in der keltischen Tradition haben und sich in Sonnen- und Mondfeste gliedern. Die Sonnenfeste werden immer nach einem festen Termin gefeiert, die Mondfeste nach dem jeweiligen Mond oder alternativ zu einem bestimmten Datum. Die Jahreskreisfeste eignen sich sehr gut, die Yogaübungen und Reflexionsfragen zu wiederholen oder dir deine Aufzeichnungen aus den Raunächten anzuschauen. Ich habe dir hier die einzelnen Jahreskreisfeste und die dazu passenden Yogasequenzen aufgelistet.

Imbolc · Lichtmess (Mondfest)

Wann? In der Nacht vom 1. auf den 2. Februar, beziehungsweise am zweiten Vollmond nach Jul oder zum zunehmenden Mond

Imbolc steht für das allererste Erwachen der Natur bereits im Winter. Man feiert die Geburt des Lichts, es ist ein Fruchtbarkeits- und Reinigungsfest. Dieses Fest eignet sich gut für die Februarpraxis.

Ostara · Frühlings-Tag-und-Nacht-Gleiche (Sonnenfest)

Wann? Am 20. oder 21. März

Ostara steht für das Erwachen der Natur, den Aufbruch und Neubeginn nach einem langen Winter. Es ist die Zeit der Frühlings-Tag-und-Nacht-Gleiche, an der Tag und Nacht die gleiche Länge haben. Dieses Fest eignet sich gut für die dritte Praxis.

Beltane · Walpurgisnacht (Mondfest)

Wann? Am 30. April oder am 1. Mai oder am fünften Vollmond nach Jul

Beltane ist ein Fest der Fruchtbarkeit (auch im übertragenen Sinn), ein Fest der Sinnlichkeit, der Liebe und der Freude. Ursprünglich war *Beltane* auch der Beginn des keltischen Jahres. Dieses Fest eignet sich gut für die fünfte Praxis.

Litha · Sommersonnenwende (Sonnenfest)

Wann? Am 20. oder 21. Juni

Das Sonnwendfest *Litha*, die Sommersonnenwende, stellt einen Übergang dar: Es ist der längste Tag und die kürzeste Nacht des Jahres. Ab hier werden die Tage immer kürzer, bis wir zur Wintersonnenwende wieder von der Dunkelheit ins Licht zurückkehren. Dieses Fest eignet sich gut für die sechste Praxis.

Lugnasadh · *Lammas* (Mondfest)

Wann? Am 1. oder 2. August oder am achten Vollmond nach Jul oder zum abnehmenden Mond

Das Schnitterfest *Lughnasadh* steht für den Zeitpunkt der Reife. Ursprünglich war es der Zeitpunkt der Getreideernte, das Korn wurde reif geerntet, um es vor dem schlechten Wetter des Herbstes zu schützen. Zu Ehren dieses Festes wurde *Lammas*-Brot gebacken und man erfreute sich an den Gaben der Natur. Wir sind mitten im Hochsommer, eine Zeit der Freude, der Fülle, der Kraft und der Energie. Dieses Fest eignet sich gut für die achte Praxis.

Mabon · Herbst-Tag-und-Nacht-Gleiche (Sonnenfest)

Wann? Zwischen dem 21. und 23. September

Das Herbstfest *Mabon*, die Herbst-Tag-und-Nacht-Gleiche, ist ein Fest der Ernte. Zum zweiten Mal im Jahr sind Licht und Dunkelheit in Balance (Tag und Nacht gleich lang). Es ist eine Zeit der Balance, der Harmonie, der Ernte und der Dankbarkeit. Es ist die Zeit, die Ernte nach Hause zu bringen und sich auf die dunkle Jahreszeit vorzubereiten. Heute kannst du deine Liste mit den 13 Wünschen noch einmal hervorholen und schauen, was sich erfüllt hat (falls du neben den Zetteln eine Liste erstellt hast). Dieses Fest eignet sich gut für die neunte oder zehnte Praxis.

Samhain · Halloween (Mondfest)

Wann? Am 31. Oktober oder am 1. November beziehungsweise am elften Neumond des Jahres

Samhain ist das letzte der drei Erntefeste und steht für den Abschied und das Loslassen. Es ist eine Zeit, in der wir uns nun zurückziehen, nach innen gehen und uns mit unseren Ahnen verbinden. Dieses Fest eignet sich gut für die elfte Praxis.

Jul · Wintersonnenwende (Sonnenfest)

Wann? Am 21. oder 22. Dezember

Nun sind wir im Rad des Jahres wieder bei Jul, der Wintersonnenwende, angekommen. Das Licht wird wiedergeboren und die kommenden Raunächte bieten erneut Zeit zur Reflexion und Innenschau.

Weitere Nächte sind:

Die Zeit um Allerheiligen oder auch Allerseelen vom 1. bis 3. November (oder auch *Samhain*).

Andreasnacht 29. oder 30. November (die Nacht der Liebenden)

Nikolausnacht 5. oder 6. Dezember

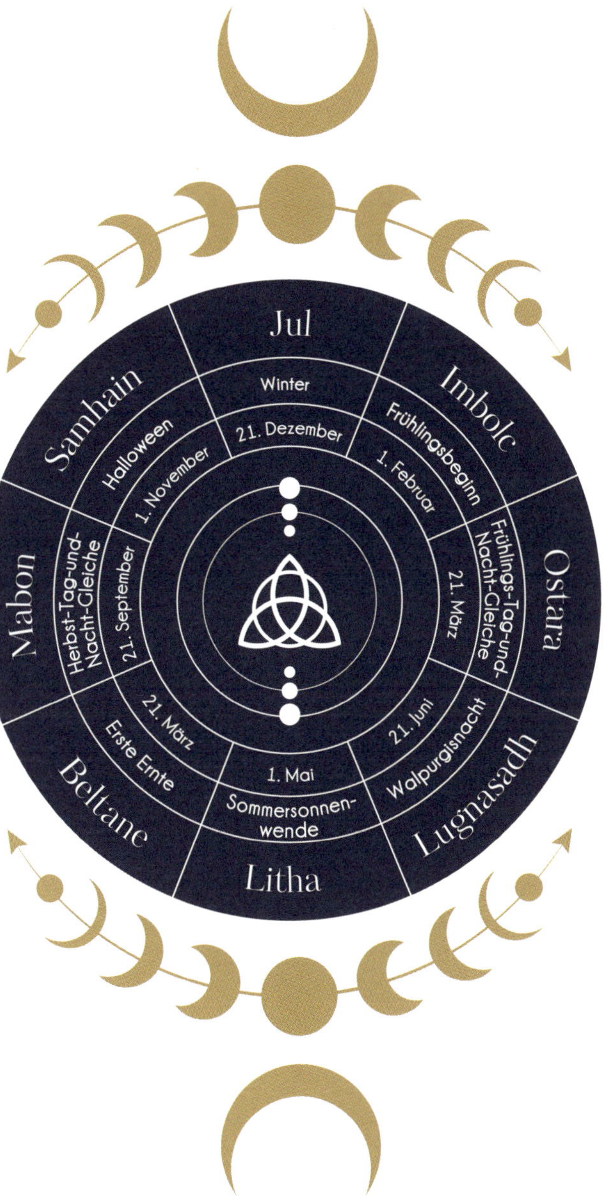
Jul
Winter
21. Dezember
Imbolc
Frühlingsbeginn
1. Februar
Ostara
Frühlings-Tag-und-Nacht-Gleiche
21. März
Lugnasadh
Walpurgisnacht
21. Juni
Litha
Sommersonnen-wende
1. Mai
Beltane
Erste Ernte
21. März
Mabon
Herbst-Tag-und-Nacht-Gleiche
21. September
Samhain
Halloween
1. November

Verwendete und empfehlenswerte Literatur

Griebert-Schröder Vera; Muri, Franziska (2012): *Vom Zauber der Rauhnächte.* Irisana Verlag, München

Honecker, Martina (2023): *Raunächte bewusst erleben: Workbook.* Topp. frechverlag GmbH, Gerlingen

Ruland, Jeanne (2009): *Das Geheimnis der Rauhnächte.* Schirner Verlag, Darmstadt

Ruland, Jeanne (2016): *Mein Rauhnacht Begleiter ein lichtvoller Begleiter durch die 12 heiligen Nächte.* Schirner Verlag, Darmstadt

Übungsübersicht

Asanas

Übergangs- und Ruhepositionen

Meditationshaltungen und Atemübungen

Über die Autorin

Martina Honecker hat Psychologie studiert, sich dann aber voll und ganz dem Yoga gewidmet. Heute ist sie zertifizierte Meditations- und Yogalehrerin mit Schwerpunkt auf Yin Yoga und Yoga Nidra. Sie unterrichtet nicht nur, sondern bildet auch künftige Yogalehrer*innen aus. Auf ihrem Blog und auf ihrem Youtube-Kanal »Yoga mit Martina« verhilft sie ihrer Community mit inspirierenden Texten und Anleitungen zu innerer Balance und Wohlbefinden.

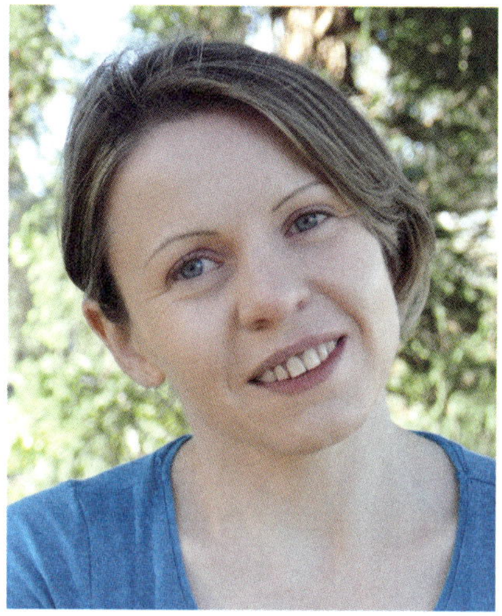

www.yogamitmartina.de
YouTube: youtube.com/yogamitmartina
Instagram: Instagram.com/yogamitmartina
Insight Timer: insig.ht/yogamitmartina